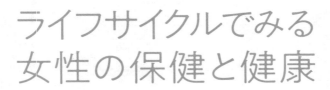

ライフサイクルでみる
女性の保健と健康

充実した人生を過ごしていくために

小國美也子・木下博勝
近藤奈々絵・平野 雄

［著］

ミネルヴァ書房

は じ め に

　世の中は健康ブームです。電車に乗り，まわりを見渡すと必ずといっていいほど健康に関する広告が目に入ります。健康になるための食品やサプリメント，病気を予防するための食事方法や無理なく痩せられるダイエット法，仕事のパフォーマンスを上げるための正しい睡眠方法や正しい姿勢をつくるための体操や運動方法，今以上に美しくなるための美容方法，さらには身体によいお酒の飲み方にいたるまで，さまざまな健康に関する書籍や教室，医療機関などの広告です。このように世の中には健康に関する情報が溢れています。そして，その多くが男女の違いを意識することなく論じられているように思われます。

　私たち著者４人が勤務している鎌倉女子大学には「女性と健康」という授業科目があり，医師である私たちがそれぞれの専門性を活かして，分担して講義を行っています。このような女性だけの健康を取り扱う科目は，現状では珍しいかもしれません。でも，今後，この分野の取り扱いが全国の大学でも増えていってほしいと願っています。

　では，なぜ「女性と健康」なのでしょうか？　「女性と健康」があるならば，「男性と健康」もあるはずです。もちろんその通りです。しかし，女性にはその人生のさまざまな局面において男性にはない身体的・心理的な特徴やできごとがあります。時には，男性以上に複雑で深刻な問題が潜んでいることがあります。たとえば，女性と男性を身体的に大きく分けるひとつの要因に内分泌の問題があります。女性には性周期があり，いわゆる「女性ホルモン」の分泌が周期的に変化し，そのことが身体の状態にも時々刻々と変化を与えています。また，出産，子育ての問題もあります。出産するのは，もちろん女性だけです。社会に出れば，男女平等のかけ声とは裏腹に，女性であるが故の差別も依然として存在し，苦痛を感じている人たちも少なからずいるようです。1986年には

男女雇用機会均等法，1992年には育児休業法，さらに1999年には男女共同参画社会基本法が施行され，国は女性の立場を理解し，擁護してくれているように思われますが，現実には理想通りの結果は得られていないようです。女性には男性とは違う面がありながらも，一方では，仕事などの社会的立場では同等のものを求められているのです。女性の身体の本質は変わらないのに，社会の構造はめまぐるしく変化するために，女性にとって息苦しい世の中になっているようにも思えます。したがって，長い人生を健康に生きていくためには，女性には男性とは違う側面での健康に対する考え方や健康管理が必要になるのです。

　そのような観点から，鎌倉女子大学では「女性と健康」という科目が設けられ，本書はそのテキストとして作られました。対象は女子大学生ですから若い女性が読者であることを想定していますが，すべてのライフステージにある女性にも役立つことを心がけて書かれています。また，男性の方々にも是非本書を一読していただきたいと思っています。女性は，身体面や精神面において，男性とはどのような点でどう違うのかを，男性も理解して初めて本当の男女平等の世界が実現できるのです。

　本書は，全体を，まず「基礎編」「疾患編」「予防編」の３つに大きく分けました。「基礎編」では，女性の身体についての基礎的な知識をライフステージ別に分けて解説しています。「疾患編」では，女性が一生のうちに遭遇する女性特有の疾患の代表的なものについて説明しています。「予防編」では，女性がかかりやすい病気を未然に防ぐための方法などを紹介しています。また単に病気にかからないようにするだけではなく，より健康に，より美しく女性として生きていくための方法についても紹介しています。

　若い時からの健康管理は，その後の長い人生を豊かに過ごすことに大いに役立つはずです。人生100年時代を女性らしく美しく健康に生きるために本書が少しでも役立つのであれば，これに勝る喜びはありません。

　2020年2月

　　　　　　　　　　　　　　　　　　著者を代表して　平野　雄

目　　次

はじめに

基礎編　女性の身体についてよく知ろう

基礎編

女性の身体についてよく知ろう

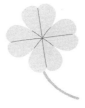

第1章

女の子が女性になる時

この章で学ぶポイント
●女性と男性の性分化について学ぶ。
●第二次性徴に伴う体の発達について学ぶ。
●思春期の心の問題について学ぶ。

1　男女の性別の成り立ち

　赤ちゃんの性別は，胎内にいる時に妊婦健診の超音波検査で知ることができると思っている人が多いのではないでしょうか。しかしながら，出生した直後でも，実際はおよそ5,000〜6,000人に1人の赤ちゃんが，外性器の特徴から男女を判別することが難しい状態なのです。それはなぜなのでしょうか？

　女性と男性は，卵子と精子が受精した時の染色体により決定されることは周知のごとくです。染色体は46本ありますが，22本の常染色体が2個ずつと性染色体が2本で構成されています。性染色体は XY が男性で，XX が女性です。そこで，染色体をあらわす時，男性は46,XY，女性は46,XX と表記します。この染色体によって男女は決定づけられると思っていませんか？　実は，胎内でのホルモンが男女の性に分かれる際に大きく影響するのです。胎児の精巣や卵巣からもホルモンが分泌されていますが，このホルモンの作用によって，内性器（卵巣，子宮，精巣など）および外性器（膣，ペニスなど）が形作られていきます。内性器および外性器の基の形（プロトタイプという）は女性型です。胎児からのホルモン分泌がないと，内性器も外性器も女性化します。もう少し具体的にいうと，胎児の精巣からテストステロンと抗ミュラー管ホルモンという2つのホルモンが分泌されていますが，テストステロンは脳の性ホルモンを

2

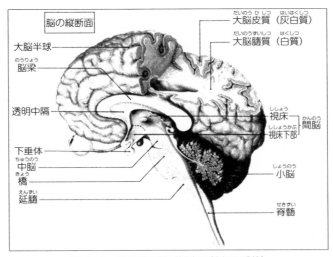

図1-1　脳の断面図（視床下部と下垂体）

出所：竹内義博・大矢紀明（編）（2015）よくわかる子どもの保健．ミネルヴァ書房，
p.54. をもとに作成。

つかさどる所（中枢）である視床下部（図1-1）に働き，女性の性周期を抑制
し，抗ミュラーホルモンは，ミュラー管という子宮の基となる臓器を退縮（縮
小）させます。言い換えると，抗ミュラーホルモンが分泌されないと，ミュ
ラー管が発達して子宮が形成されます。視床下部にテストステロンが作用する
と性周期が抑制され男性型になり，テストステロンが視床下部に作用しないと
視床下部が女性型になり思春期以降に性周期が現れます。[1]

　性分化がうまくいかない状態は，性染色体異常の45,X（ターナー症候群，女
性）や47,XXY（クラインフェルター症候群，男性）などだけでなく，性ホルモ
ンの異常によっても性分化はうまくいきません。胎内でのホルモン分泌が悪い
と，染色体が46,XY（男性）でも，精巣分化異常（精巣がうまく発達しない）と
なる場合や，男性ホルモンの一つアンドロゲン合成異常（アンドロゲンがうま
く作れない）になる場合などがあります。また，染色体が46,XX（女性）でも，

▷1　武谷雄二（総編集）麻生武志（編）藤井信吾（2001）性器の発生・形態・機能（新女性医学大
　系　第1巻）．中山書店．

卵巣分化異常（卵巣がうまく発達しない）となる場合やアンドロゲン過剰（アンドロゲンを作りすぎてしまう）になる場合などがあります。生まれた時に，外性器が通常の男の子あるいは女の子と異なっていて発見される場合，思春期後半の年齢になっても第二次性徴がみられなくて発見される場合などがあります。その場合は，内分泌専門医に相談し，染色体検査を始めとした精密検査を受け，更に「性別違和」を含めた個別の対応が必要になります。

2　思春期（第二次性徴）の到来

　「女の子が女性になる時」というと，多くの人が思春期を思い浮かべる事でしょう。思春期になると体と心の変化が著しくなります。いわゆる第二次性徴です。男女の違いがはっきりしてくるのもこの時です。男女の第二次性徴の発達を見てみると，少しずつずれがあります。表1-1を見てみましょう。

　第二次性徴の発達は，女子においては，乳房や骨盤の発育で始まり，恥毛の発生や身長増加の促進についでさらに乳房が大きくなり，初経が始まります。第二次性徴が始まると顔つきや体つきが女性らしくなってきます。

　初経は13〜14歳で始まり，一般的には周期は22〜34日で出血持続日数は2〜7日です。複数のホルモン分泌が上手に制御されることによりこの周期が保たれています。ホルモン分泌を制御しているのは，大脳の視床下部及び下垂体という部分です（図1-1）。初経から1〜2年の間は，視床下部—下垂体—卵巣系の機能が未熟であるため，排卵周期に規則性が確立されていないことが多くあります。ホルモンの中枢である視床下部と下垂体からホルモン分泌の指令を受けて卵巣からホルモンが分泌されるのですが，この機能が未熟なのです。そのため，この時期には過半数の女児に月経異常が認められます。この月経異常は，成熟すれば規則的な周期となってくるので問題ありません。初経はエネルギーバランスと密接な関係があります。体脂肪がある程度つくタイミングで初経となることは知られています。また動物性たんぱく質を多く食べた方が，植物性たんぱく質を多く食べた場合に比べて，初経が早くなることが示されてい

表1-1　思春期における男女の発達の違い

男子	年齢	女子
	8〜9歳	子宮発育の開始
精巣（睾丸）・陰茎発育の開始	10〜11歳	乳房発育の開始，骨盤発育の開始
前立腺発育の開始	11〜12歳	恥毛の発育，身長増加の促進， 乳頭・乳頭輪の突出，内・外性器の発育 膣粘膜の成熟
恥毛の発生，身長増加の促進 乳房の一過性腫大と疼痛	12〜13歳	乳房の成熟，乳頭の着色，腋毛の発生
精巣・陰茎発育の大きな促進， 乳房が大きくなる	13〜14歳	初経，初めは排卵を伴わない出血
声変わり，腋毛の発生， 鼻の下に軟らかい髭が発生。	14〜15歳	周期性，排卵性月経，妊娠能力の出現
精巣の成熟	15〜16歳	ニキビ
顔・体つき，恥毛の分布が男性型 ニキビ	16〜17歳	骨端線の融合，成長の停止
骨端線の融合，成長の停止	18〜20歳	

出所：筆者作成。

ます。[2]

③　月経周期とは？

　月経周期に直接かかわるホルモンは，エストロゲンとプロゲステロンです。エストロゲンは卵胞ホルモンとも言われ，卵胞で産生されるので，その分泌量は卵胞期に増大します。エストロゲンは子宮・膣など女性生殖器の発育を促進し，さらに乳房・乳腺を発達させます。このホルモンは生殖器以外にも働き，第二次性徴（体の脂肪の沈着・発毛など，女性らしい体つき）を発現させます。プロゲステロンは排卵後黄体で産生されるので，黄体ホルモンとも言われます。その分泌は黄体期に盛んになります。プロゲステロンは，子宮に作用して，受

▷2　有坂治・市川剛（2018）女性における思春期早発症と思春期遅発症．産科と婦人科，**12**（5），1417-1423.

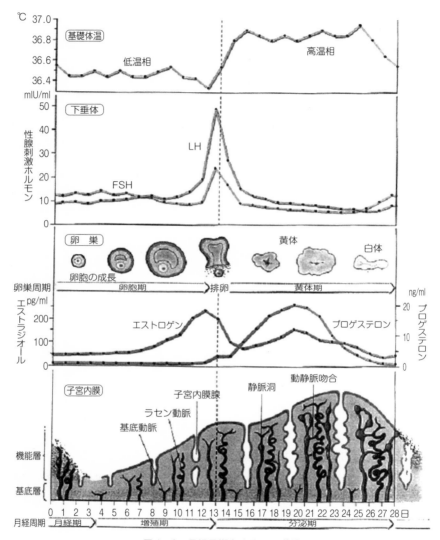

図1-2　月経周期とホルモン分泌

出所：酒井建雄・川原克雅（編）（2012）人体の正常構造と機能（全10巻縮刷版）．日本医事新報社，p. 447. をもとに作成。

精卵を受け入れるための準備状態を作り，更に排卵を抑制し，妊娠を持続させます（図1-2）。

　毎朝目が覚めた時に，すぐ臥床したまま口腔内で検温される体温の事を基礎体温といいます。プロゲステロンには，体温を上昇させる作用があります。従って，基礎体温は，卵胞期には低く（低温相），黄体期にはなると高くなります（高温相）。

　経口避妊薬（ピル）にはプロゲステロンが含まれていますが，プロゲステロンは排卵を抑制する作用があるので，これを用いると避妊効果があります。月経の発来を伸ばすためにも用いられ，この目的には主として黄体ホルモンと卵胞ホルモンとを混合したホルモン剤が使用されます。

　月経の異常の中でも，いったん認められた月経が3か月以上に渡り停止したものを無月経といいます。妊娠や，閉経などは生理的無月経です。病的なものの中で，過度な或いは急激な体重減少，肥満，激しいスポーツ又は精神的ストレスなどが誘因となる「視床下部―下垂体性無月経」が思春期の女児の無月経の原因の多くを占めます。この無月経は，前述の「視床下部―下垂体―卵巣系の未熟のための無月経」とは異なり，ホルモン分泌機能が成熟しているのにもかかわらず，ストレスにより機能しなくなるのです。その他，「卵巣性無月経」「子宮性無月経」などがあります。これらの無月経は，将来妊娠ができなくなる可能性があります。早期に対応すると回復する場合があり，婦人科受診をすることが必要です。

4　思春期発来の時期

　思春期の発来には個人差がありますが，逸脱して早い人と遅い人がいます。思春期が早く来すぎてしまうと身長の伸びが途中で止まってしまって低身長になってしまうため，「思春期早発症」として治療をします。その基準は，7歳6か月より前に乳房が発育してくる，8歳より前に陰毛が生えてくる，10歳6か月より前に月経が発来する場合です。中枢性思春期早発症と仮性思春期早発

症があります。中枢性思春期早発症の場合は，GnRH アナログというホルモ
ン治療を行います。4週間隔で皮下注射を行います。この治療の目的は，年齢
不相応に出現した二次性徴を消退させることと，骨成熟の進行を抑制して骨端
線の閉鎖を遅らせ，低身長になることを防ぐことです。骨端線とは，骨が伸び
ていく場所で，これが閉鎖すると骨は伸びなくなり身長の伸びが止まります。
脳腫瘍などが原因で起きている場合は，その治療を優先します。仮性思春期早
発症は，視床下部や下垂体という中枢ではなく，性腺や副腎から過剰な性ステ
ロインド分泌により二次性徴が早期に出現する場合です。卵巣にできる腫瘍や
嚢胞や副腎腫瘍などが原因の場合は，原因疾患への治療となりますが，自然経
過で症状が消失し予後良好になるものもあります。

　思春期が遅くなる場合にも，「思春期遅発症」として治療することがありま
す。乳房発育が11歳まで，恥毛発育が13歳まで，初経が14歳までに見られない
場合をいいます。また，15歳以上での初経を遅発月経，18歳になっても初経が
ない場合を原発性無月経といいます。家族的に初経が遅くて，生理的範囲内で
思春期発来が遅い場合が多く，これを体質性思春期遅発症といいます。この場
合は治療対象ではありません。視床下部から分泌されるホルモン（ゴナドトロ
ピン：GnRH）が低下することによって起きている場合を特発性低ゴナドトロ
ピン性腺機能低下症といい，この場合は二次性徴を誘導するためのエストロゲ
ン投与を行います。

5　思春期の心

　思春期の心の発達の特徴を考えてみましょう。思春期の子どもは，二次性徴
の発来とともに自身の性を意識するようになります。子離れ，親離れの時期と
もなり，同年代の同性仲間と自らの性的衝動や心配事を共有し，仲間は強い情
緒的な絆で結ばれます。性成熟の伸展と共に，異性への関心が高まっていきま
す。この不安定な状況の中で，自分の存在が他者と異なる独自の存在であるこ

▷3　液状成分を持った袋状の構造物のことです。

表1-2　エリクソンの発達段階論によるライフサイクル8段階

1：乳児期……（基本的信頼 vs 基本的不信） 2：幼児期前期……（自律性 vs 恥・疑惑） 3：幼児期後期……（自主性 vs 罪悪感） 4：学童期……（勤勉性 vs 劣等感） 5：思春期・青年期……（アイデンティティの達成 vs アイデンティティの拡散） 6：成人期……（親密性 vs 孤立） 7：壮年期……（生殖性 vs 停滞性） 8：老年期……（統合 vs 絶望）

出所：筆者作成。

とに目覚めていきます。

　ルソーは著書の『エミール』の中で「我は二度生まれる。一度は存在するために，もう一度は生活するために，一度は人間として生まれ，もう一度は男もしくは女として生まれる」と述べ，この時期を第2の誕生と呼んでいます。また，シュプランガーは青年期の心理的特徴として「自我の発見」をあげ，新しく形成された自己内部に目を向け自分の在り方を探ろうとしていると論じています。

　エリクソンは，人の生涯を8つの時期に分け，第5段階（13～19歳）を青年期と呼び，「アイデンティティの達成」対「アイデンティティの拡散（混乱）」の対立だと言っています（表1-2）。この課題の中で「忠誠」という「誰かに導いてもらいたいという欲求を親的人物から賢明な助言者や指導者に向けかえたもの」が現れてきます。「自分とは何者であるかのか」「自分はどこに行こうとしているのか」という問いを模索し，急激な身体的変化や認知能力の発達，対人関係の広がりによりさまざまな課題に直面します。アーネットは，18～25歳を成人形成期とよび，「アイデンティティの探求」「不安定さ」「自己中心」「大人であるという感覚と大人と子どもの中間であるという感覚を併せ持つ」「将来性」の5つを特徴としました。そのほかにも多くの心理学者が思春期の研究をしています。これらのことから，思春期は心理的混乱や親や社会に対す

▷4　高橋一公・中川桂子（編著）（2019）発達心理学15講．北大路書房．

▷5　同前掲▷4

る深刻な葛藤・反乱が起こりやすいともいえます。現代社会において，「ひき
こもり」「性の問題」等，社会問題になっているものも少なくありません。

　「ひきこもり」は，6か月以上にわたって概ね家庭にとどまり続けている状
態のことで，長期化はより深刻な状態を引き起こすため，早期対応が必要です。
青年期の問題だけでなく，「中年期のひきこもり」「老年期のひきこもり」等も
問題になっています。地域連携ネットワークを構築し，訪問支援を用いながら
の支援，「ひきこもりの評価・支援に関するガイドライン」，厚生労働省引きこ
もり対策推進事業のホームページ等，さまざまな取り組みがされています。

　「性の問題」は，情報量が多い現代，ゆがんだ性情報にあふれており，性犯
罪や援助交際，望まない妊娠や中絶，性感染症の広がりなどがあげられます。
また，LGBT に関しても，少しずつ理解の輪が広がりつつありますが，まだス
タートラインに立ったところです。「性の問題」に関しては，表面化しにくい
問題であるため，悩んでいる人を見つけて支援する取り組みが難しいのが現状
ですが，性的逸脱行為が疑われる場合に，性被害の可能性を判断，心理カウン
セリングや児童相談所，婦人相談所などでの適切なサポート体制を整えること，
正しい性知識に関する社会全体での啓発活動などが取り組まれています。

6 　思春期の問題

　思春期にはさまざまな心の葛藤が起きますが，その中でも性に対する葛藤は
筆頭にあげられます。思春期の性行動と避妊の状況をみてみると，人工妊娠中
絶率（全妊娠数に対する中絶率）は，図1-3にあるように，2001年から減少傾
向にはあります。しかし，10代の人口妊娠中絶の内訳をみてみると，16歳から
中絶実施率が高いことは看過できません。また，大都市より地方の方がその率
は高くなっています。避妊についてみてみると，高校生は1回目は2人に1人，

▷6　女性同性愛者（レズビアン；Lesbiann），男性同性愛者（ゲイ；Gay），両性同性愛者（バイセ
　クシュアル；Bisexual），自身の性と心の性が一致しない者（トランスジェンダー；Trannsgender）
　の英単語の頭文字を組み合わせたものです。

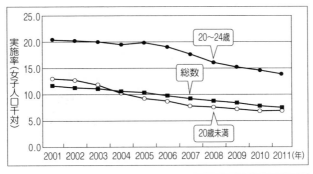

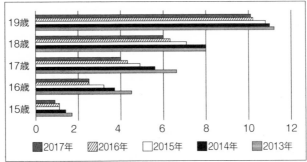

図1-3　人工妊娠中絶実施率の年次推移（女子人口千対）

出所：上図：性の健康医学財団　若者の性行動の実態．，下図：厚生労働省
（2018）平成29年度衛生行政報告例の概況．をもとに筆者作成。

2回目以降は5人に1人しか避妊しておらず，10代は「避妊していない」
「時々しか避妊していない」を合わせて9割です。特に10代の妊娠・出産には，
以下のような問題点があり，勧められません。

- 多くは望まない妊娠で，人工妊娠中絶率が高い。

- 医療機関を受診する時期が遅れる。

- 周産期死亡率が高い。

- 低出生体重児の割合が高い。

▷7　涌井菜央・荻田和秀（2018）日本における若年妊娠／若年出産の現状と問題点．産科と婦人科，
85（12），1479-1484.

▷8　同前掲▷7

　経口避妊薬に関して正しい知識をもつことも大切です。この薬は，避妊にだけ使われるわけではなく，治療薬でもあります。1999年に発売された低用量経口避妊薬を正しく使用すれば，規則正しく出血が認められ，月経痛が改善し，月経量が減る，排卵痛や月経前症候群の改善，卵巣嚢腫の減少，ニキビや多毛症の改善効果，卵巣がん，子宮体癌のリスクが50％に減少するなどの効果が見込めます。しかし，「避妊のための乱用」あるいは「自己判断による薬の服用や中止再開の繰り返し」等，正しく使用しないと，体重の増加（肥満），偏頭痛，吐き気，嘔吐，イライラ，性欲減退，むくみ，膣炎などの副作用が出て体調が悪くなります。

（学びを深めるためにおすすめの本）

高橋一公・中川桂子（編著）（2019）発達心理学15講．北大路書房．

　思春期の心の発達がよくわかります。さまざまな心理学者の研究が紹介されていて，思春期の心のとらえ方の理解が深まります。

平岩幹男（編著）（2011）思春期の性の問題をめぐって．診断と治療社

　思春期の性の問題に正面から切り込んで，解説しています。子どもたちの現状と問題点を踏まえ，子どもから大人までの性の問題，虐待，発達障害，性感染症などに言及し，その背景や問題発生のメカニズムなどがわかりやすく書かれています。

第2章

●━━━━━●

妊娠と出産

この章で学ぶポイント
━━━━━━━━━━━━━━━━━━━━━━━━━━━━━━━━━━━━

●妊娠のメカニズムはどうなっているのかを学ぶ。
●胎児に起こりやすい異常について学ぶ。

[1]　　妊娠の神秘

　赤ちゃんの誕生には，神秘的なことがたくさんあります。ひとつの精子とひとつの卵子が合体しただけでは妊娠は成立せず，そこから細胞分裂が始まり，それが子宮に着床して初めて成立します。そもそも子宮内膜がその細胞の塊（胚という）を受け取る準備ができていることが前提条件です。月経周期の19～22日の間だけ，子宮内膜が胚の着床を受け入れます。着床前の胚発育が順調であることも大切です。また，着床過程において子宮内膜の接着因子の重要性が指摘されています。接着性タンパク質の欠損が流産の原因のひとつです。

　受精卵は急速に分裂を繰り返し，細胞数を2，4，8，16，32……と増やします。そして，受精後4日で，16個の細胞からなる桑の実のような細胞塊（桑実胚）となって子宮に達します。更に分裂を繰り返し，胚盤胞（桑実胚の次の段階の細胞塊）となると子宮内膜に入り込み着床します。受精後8週までを胎芽，8週以降を胎児といいます（表2-1）。胎盤から胎児の臍帯へ1本の臍静脈が走っており，胎盤の血液が胎児に送られ，2本の臍動脈を経て胎児から胎盤に血液を送ります。胎盤は，胎児にとって，生後の肺・腸・腎臓と同様の働きをするところです。また胎盤は妊娠を持続させるために，卵胞ホルモン・黄体ホルモンなどの性ホルモンを産生しますが，これらのホルモンは妊娠初期から尿に排泄されるので，早ければ妊娠4週目ごろには尿で妊娠の判定を

表2-1　胎児の発育時期

1 2	3 4 5 6 7 8	9・・・・・・・・・・38（週）
受精	胎芽期	胎児期

出所：筆者作成。

することができます。

［2］　妊娠に伴う体の変化

　妊娠初期は体調の変化はありませんが，上記の通りホルモンの分泌が変わり，また着床により胎盤が整ってくると，体調の変化，いわゆる「つわり」が起きます。早いと妊娠4～5週で出現します。10～12週ごろにはおさまりますが，16週ごろまで続く場合もあります。妊娠が確定したら，定期的な妊婦健診を受けることが推奨されます。日本では，妊娠11週末までに3回程度，12～23週までは4週ごと，24～35週末までは2週ごと，それ以降は少なくとも1週間に1度行い，胎児健康度評価も同時に行います。分娩までは，通常15回程度の健診が行われています。健診では，体重測定，血圧測定，尿検査（尿たんぱく，尿糖），浮腫評価，胎児心拍健診，子宮底長測定などを行います。妊婦および胎児の状態を把握し，適切な指導や場合によっては医療的な早期対応が行われることで，妊婦および胎児の健康が維持されます。現在世界全体では，妊娠・分娩を契機として約250人に1人の割合で母体死亡が起こっています。日本の妊産婦死亡は1万分娩に1人以下であり，この低い妊産婦死亡率の原因のひとつとして，妊産婦健診が浸透していることがあげられます。

　妊娠に伴い血液量が増加します。妊娠30週ごろがピークとなり，非妊娠時の1.4倍になります。血液量が増えるために心臓への負担も大きくなります。妊娠30週ごろがピークとなり，非妊娠時の1.3～1.6倍まで心拍出量が増加します。

　子宮が大きくなってくると，下大静脈が子宮で圧迫されるため，仰向けに寝

▷1　岡井崇・綾部琢哉（編）（2011）標準産科婦人科学．医学書院．
▷2　同前掲▷1

ると，心臓に血液が戻りにくくなり，血圧低下が起こり気分が悪くなることがあります。下肢に静脈瘤ができやすくなります。子宮が膀胱を圧迫し，頻尿や残尿が起きます。また，横隔膜が子宮で押し上げられ，腹式呼吸がしにくくなり胸式呼吸が主となります。

　妊娠中の体重増加量は栄養状態の評価になり，日本産婦人科学会では BMI 18〜24の妊婦には 7 〜12 kg の体重増加を推奨しています。しかし，その体重増加内にあれば産科的異常を改善するというエビデンスは乏しく，病的状態でない場合は，あまり気にしないほうがよいという見解もあります[3]。

　胎児は糖を主たるエネルギー源として利用し発育成長しています。母体は胎児に十分な糖を継続的に供給しなければならないので，妊娠前よりも母体では糖や脂質を効率よく燃やすようになり，エネルギーを胎児のためにたくさん使えるように血液中の糖の量が増加します。そのため糖尿病予備軍（糖尿病を発症する前段階）の場合，妊娠すると糖尿病を発症するリスクが高まります。胎児は母体とほぼ同じ血糖値をとるため，母体が妊娠糖尿病で高血糖である場合は食事の管理が重要になります。また，妊婦のカルシウム必要量は増加しますが，摂取不足になる傾向にあり，微量元素のうち亜鉛も不足傾向になります。胎児の発育に伴い胎児の循環血液量が増加する結果，赤血球の材料となる鉄不足にもなります。妊娠中は栄養バランスの良い食事に気をつけ，妊婦健診の時に栄養指導を受けるようにします。ビタミン類に関しては，日本では欠乏症は稀です。しかし，基礎疾患のある妊婦は妊娠中も薬の継続服用が必要な場合が多く，その治療薬の中に葉酸欠乏症を起こしやすいものがあり，妊娠前から葉酸を服用する場合があります。葉酸欠乏症は奇形発症の原因になるからです。妊娠中のサプリメント服用に関しては，注意が必要です。例えば，ビタミンAの過剰摂取は奇形児発症の原因になります[4]。何らかの病気で薬を服用している

▷3　村松慧子・伊東宏晃（2016）望ましい体重増加目安量とそのエビデンス．周産期医学，**46**（12），1453-1456.
▷4　以下の物質が含まれる食材
　　カルシウム：チーズ，しらす干し，イワシの丸干し，鮎など
　　亜鉛：牡蠣，牛肉，かに，卵黄など

場合は，主治医と産婦人科の医師との連携のもとに，適切な指導を受けること
が大切です。

［ 3 ］　胎児の発達

　胎児に注目してみると，胎芽期3〜8週で主要な臓器や組織の原基の形成が
起こり，ヒトの形になります。そのため，この時期の感染や薬剤，化学物質な
どは児に大きな奇形などをもたらす原因となります。この時期を奇形発生の臨
界期または感受期と呼びます。受精9週以降は胎児期となり，器官形成はほぼ
終了し，後は胎児が大きくなっていく時期となります。この時期の成長は，胎
内の環境の影響を受けやすく母体の病気や胎盤・臍帯の異常などで，胎児の成
長・成熟障害をきたします。

　胎児は羊水の中で育つので肺呼吸は行えません。呼吸や栄養補給はすべて臍
帯を通して母の血液で行っています。胎児の肺は，在胎36週までに肺胞（酸素
と二酸化炭素を交換する部分）が見られるようになり，その数が増加します。構
造的には胎在22〜24週以降に生存が可能になります。しかし，肺が出生後に肺
胞部分でガス交換をするためには，肺胞が風船のように膨らんでいることが必
要です。そのためには肺表面活性物質（肺サーファクタント）という膨らんだ
状態を保つ物質が生成・分泌されることが重要となります。肺呼吸の開始は，
出生第1呼吸（オギャーという産声）で始まり，肺サーファクタントが肺胞を
覆い，生後数回の呼吸で肺は十分に開き肺呼吸が安定します。新生児では呼吸
は主に鼻から行い，呼吸運動は横隔膜優位（腹式呼吸）で行っています。

　胎児の血液循環は成人の血液循環と異なり，胎盤と胎児の間をつないだ臍動
脈及び臍静脈が大切な命綱になります。胎児の体内で，心臓がポンプの役割を

　　　　鉄：豚レバー，鶏レバー，卵黄，油揚げ，ゆばなど
　　　　葉酸：鶏レバー，牛レバー，豚レバー，うに，えだまめ，モロヘイヤなど
　　　　ビタミンA：鶏レバー，豚レバー，うなぎ，ぎんだら，モロヘイヤなど
　▷5　高木香津子・杉山隆（2016）妊婦のビタミン．周産期医学，**46**（12），1463-1467.

して体全体に血液を送ることは成人と共通していますが，臍静脈から運ばれる酸素と栄養分を多く含んだ血液が右心房に入り，心房中隔に卵円孔という穴が開いていて，その血液は左心房へと流れていき，左心室から大動脈で全身に送られます。一方二酸化炭素と老廃物を多く含む血液は，臍動脈を通り胎盤に運ばれます。また，肺呼吸をしないため右心室から肺へ行く血液量は成人よりも少なくてよいため，肺動脈へ行く血液のほとんどを大動脈に流すための血管である動脈管があります。成人にはない，臍静脈，臍動脈，動脈管，卵円孔などは，出生第1呼吸（産声）とともに閉じ，成人の血液循環に移行します。

4 　出産に伴う母体の回復

　出産と共に胎盤が排泄されると，子宮は徐々に縮小します。産褥6〜8週間で妊娠前の状態に戻ります。産褥期に子宮内から悪露という分泌物が排泄されます。これには，血液，脱落した組織，粘膜などを含んでいます。分娩直後は赤い血性悪露だったものが，5日目ごろには褐色になり，2週間目には黄色になります。産褥6〜8週間目には止まります。

　妊娠中のエストロゲン，プロゲステロンは主に胎盤から分泌されていたため，胎盤が排泄されると，妊娠前の「視床下部―下垂体―卵巣系」のホルモン分泌機能が主になります。しかし，乳汁分泌を促すホルモンであるプロラクチンが，授乳に伴い下垂体から分泌されると，その作用により視床下部が抑制され，授乳中は無月経が続きます。1年以上無月経ということもあります。授乳をしていない場合は，産褥3か月までには排卵が再開し，月経が再来します。

　乳汁の分泌は，多くは分娩2日目ごろから始まります。最初の乳汁を初乳といいます。初乳は，濁った黄色の液体で栄養に富み免疫グロブリンを多く含んでいます。5日目ごろからは移行乳となり，7日目ごろからは成乳になります。成乳は，初乳に比べて免疫グロブリンの含有量は少ないのですが，乳糖を多く含んでいます。

5　妊娠の異常

1　妊娠高血圧症候群

　妊娠20週以降，分娩直後12週までに高血圧がみられる場合，または高血圧に蛋白尿を伴う場合で，かつ「妊娠に偶然に合併した症状」というものではないものをいいます。妊娠高血圧腎症，妊娠高血圧，加重型妊娠高血圧腎症，子癇を起こす妊娠高血圧症候群（第5章も参照）に分類されます。加重型妊娠高血圧腎症とは，妊娠前あるいは妊娠20週までに症状が出現する場合をいい，子癇とは，けいれんと昏睡を起こす妊娠高血圧症候群で，妊娠20週以降に初めてけいれん発作を起こし，てんかんやその他けいれんを起こす病気が否定される場合をいいます。

2　子宮内胎児発育不全

　胎在週数に応じた胎児の発育が遅れている状態です。原因は低栄養と胎児側要因の2つがあります。低栄養は母体から胎盤・臍帯を介して供給される酸素や栄養が不足していることが原因で，妊娠高血圧症候群，高血圧，心疾患，腎疾患，糖尿病の合併や胎盤・臍帯の異常などが考えられます。胎児側の要因は，染色体異常や奇形，風疹などの子宮内感染症などが考えられます。

3　子宮内感染症

①風疹

　妊娠前期に風疹に感染すると，胎児に白内障や緑内障，心奇形，感音性難聴の3つを大きな特徴とする先天性風疹症候群が発症することがあります。妊娠10週までの胎内感染率は90%で，そのうち先天異常発生率は10%です。その後漸減し妊娠18週では胎内感染率は約40%となり，先天異常発生率は0%となり

▷6　母体が感染していると，胎児にうつる可能性が90%ある，ということです。

ます。胎児に感染しても先天異常が発生しないことが多いのですが，風疹が流行して妊婦感染者が増えると，先天異常発生数は確実に増加します。

②トキソプラズマ

　妊婦が初めて感染すると，胎児に水頭症や脈絡網膜炎を起こす先天性トキソプラズマ症を発症することがあります。感染経路は口が主で，目や呼吸器もあるといわれています。感染源は，食用肉・内臓に含まれるトキソプラズマのシスト（嚢子），あるいは猫の糞に多量に含まれるオーシスト（胞嚢体あるいは卵嚢子）です。オーシストは土中で18か月間感染性を有し，塩素消毒は無効です。一部の先天性トキソプラズマ症は症状なく経過し，中学生くらいまでに脈略網膜炎を発症することがあります。

［6］　胎児の異常

1　胎児仮死

　胎児が子宮内において，呼吸並びに循環機能が障害された状態をいいます。原因は，母体側の原因として出血，心疾患などによる低酸素症などがあり，子宮の原因として子宮破裂など，臍帯由来の原因として臍帯捻転など，胎盤由来

▷7　頭の中に髄液が溜まることにより，さまざまな脳の障害を起こす病態をいいます。髄液は，毎日およそ450 ml 産生され，脳や脊髄実質の毛細血管から主に吸収されています。髄液は 1 日に産生から吸収までを 3 回程度循環して入れ替わっています。ところが，この髄液の流れが妨げられると，脳の中に髄液が停滞し，脳を圧迫することでさまざまな症状が現れます。

▷8　目の内側の後方にある膜である「脈絡膜」「網膜」が炎症を起こしている状態です。症状は，視力の低下，目のカスミ，まぶしさ，飛蚊症（視野の中に黒いものが見える）があります。原因は，結核，梅毒などの感染症，サルコイドーシス，ベーチェット病などの自己免疫疾患です。未治療だと失明する危険性があります。

▷9　原虫が皮膜で覆われ，一時的な自発活動休止用状態のものをいいます。自分に適した環境ではないので，シェルターのような核の中で活動を停止しているさなぎのようなものです。

▷10　臍帯とはへその緒のことです。へその緒には一本の太い臍静脈と 2 本の細い臍動脈が通っています。それが，ねじれている状態をいいますが，しっかりねじれている異常（過捻転）とねじれ↗

の原因として妊娠高血圧症候群，常位胎盤早期剝離など，胎児の原因として胎児貧血，先天性心疾患などがあります。骨盤位（逆子）もまたその原因になります。

　骨盤位は，産道からみて胎児の頭部よりおしりが先進している状態をいいます。国立成育医療研究センターによると，妊娠末期におよそ３％が骨盤位になっています。多胎妊娠，羊水過多，子宮奇形，前置胎盤，胎児水頭症などでは多くみられます。骨盤位分娩では，臍帯脱出や臍帯圧迫が起こりやすく，胎児の状態が悪くなる可能性があり，帝王切開が選択されることも少なくありません。

２　先天異常

　先天異常の頻度は，全人口の３〜５％と言われています。つまり先天異常のある出生児の頻度は20人に１人ということになります。口唇口蓋裂は600人に１人，先天性心疾患100人に１人，精神遅滞は100人に３人くらいです。その原因としては，多因子によるものが20〜25％，染色体異常が15〜20％，単一遺伝子病が15〜20％，環境催奇形因子が５〜10％，原因不明が40〜50％です。

　母親の年齢別奇形児出産頻度（2000年度横浜市立大学による調査）をみてみると，19歳以下が2.39％，20〜24歳が1.62％，25〜29歳が1.35％，30〜34歳が1.35％，35〜39歳が1.62％，40歳以上が2.16％です。19歳以下及び40歳以上の頻度が高くなっていることがわかります。また，平均初婚年齢と母親の平均出生時年齢の年次推移をみてみると，次第にどちらも年々年齢が上がっていて，女性の出産年齢が上がり（図２-１），奇形児出産頻度が高い年齢での出産が増えていることがわかります。

がほとんどない異常（過少捻転）があります。どちらでも血流が低下しやすく胎児仮死の原因になり得ます。

▷11　先天的に唇，口の中の上部（口蓋），はぐき（上顎）が左右に分かれている病態です。唇のみの場合を口唇裂，口蓋のみの場合を口蓋裂，両方ある場合を口唇口蓋裂といいます。日本では500人に１人程度の頻度で生まれるとされています。食べることや話すことに障害が出る，歯並びに影響が出るなど，さまざまな問題が生じるため，早期治療が必要です。

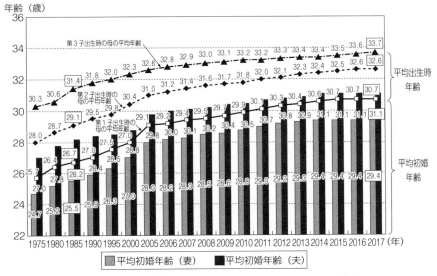

図 2-1　平均初婚年齢と出生順位別母の平均年齢の年次推移

出所：内閣府（2019）令和元年　少子化社会対策白書．をもとに作成。

また，2016年度外表奇形等統計調査（2016年度横浜市立大学による調査）によると，最も多い奇形は心室中隔欠損で，続いてダウン症候群，動脈管開存，口唇・口蓋裂，心房中隔欠損の順になっています。

7　出生前診断をどう受け止めるか

　出生前診断とは，胎児の状態を見る検査のことで，超音波検査など通常の妊婦健診においても行われています。医学の進歩に伴い，胎児の遺伝子に異常が認められないか出生前に診断を行う遺伝子学的検査の技術が向上しています。そのおかげで出生前に子宮内の胎児に対する治療を行ったり，出生後早期の新生児に対する治療により命を救う事が可能になりました。一方，胎児の障害が予測される場合，妊娠中絶が選択される事があり，出生前診断が障害を有する者の生きる権利と命の尊重を否定することにつながるとの懸念があります。

　出生前診断には，確定診断ができる検査と，確定診断ができない検査があります。従来から行われてきたものには，確定診断ができるものとして羊水検査および絨毛検査，確定診断ができないものとして超音波検査，母体血清マーカーテストがあります。

　羊水検査とは，妊娠16週くらいに行い，約３週間で結果が出ます。羊水に含まれる赤ちゃんの皮膚の細胞をとって調べ，染色体異常や先天性の病気などがわかります。

　絨毛検査とは，妊娠９〜10週に胎盤の絨毛組織をとって，その細胞を調べる検査です。腹壁から針を刺す検査法と，膣から管を入れる方法がありますが，同様の検査ができる羊水検査に比べると，流産率が約10倍高くなります。

　胎児超音波検査とは，妊娠９〜11週に経膣超音波を使って調べます。胎児のNT（後頸部肥厚）を測定する検査です。胎児の首の後ろのたるみやむくみのようなものを超音波で測定します。一定以上の厚みがあると染色体異常のリスクが大きくなります。ただしこれは確実なものではありません。胎児の NT を測定する検査以外の超音波検査では，妊娠20週近くに胎児の心臓やその他の異常を調べる検査があります。

　母体血清マーカーテストとは，妊娠16〜18週くらいで行うもので，母体の血液におけるホルモンやたんぱく質などを測定します。トリプルマーカーテスト（AFP，非抱合型 E3，hCG），クアトロテスト（トリプルマーカーに加えてインヒビンＡ）の２種類があります。18番及び21番染色体異常と開放性神経管欠損症の可能性があるかどうかをみます。このテストは，妊婦の年齢によるマーカー値が集められており，それぞれの年齢ごとに先天異常出産の確立が計算されています。そのデータをもとに，先天異常出産の確率が上がるマーカー値が示されています。つまり，このテストは，最終的に同年齢の人と比べてリスクが高いかどうかを判断するもので，統計的にみています。各年齢の平均的（中央値）な出生確立を血液検査のデータで補正しています。ですから，年齢の高い妊婦が先天異常児を出産する確率はもともと高いので，41歳以上の妊婦の場合は陽性になりやすくなります。実際に，兵庫医科大学におけるデータでは，陽

性率が35歳未満 5 ％，35〜39歳18％，40歳以上40％となっています。アメリカでは，35歳以上の人には，この検査は向かないといわれています。

　ここで，今まで出てきた出生前診断の主な対象疾患について説明します。

　13番染色体異常とは，13番染色体が 1 本過剰にあり，6000人に 1 人の発症率です。特徴的な顔つき，多発奇形，知的障害などを伴い，多くは短命です。

　18番染色体異常とは，18番染色体が 1 本過剰であり，4000人に 1 人の発症率です。特徴的な顔つき，多発奇形，知的障害などを伴い，多くは短命です。

　21番染色体異常とは，21番染色体が 1 本過剰であり，ダウン症とも呼ばれています。400〜1000人に 1 人の発症率です。特徴的な顔つき，筋肉が柔らかい等の特徴があり，心臓奇形，白血病，甲状腺機能低下症，難聴，眼科疾患，てんかんなどを合併することが多く，知的障害を伴います。合併する病気によっては短命ですが，50歳以上長生きをする人もおり，音楽や絵画などの芸術分野で活躍している人もいます。

　開放性神経管欠損症とは，脳や脊髄のもととなる神経管が作られる妊娠 4 〜 5 週頃に起こる先天異常です。原因には，遺伝，葉酸欠乏症などがあります。二分脊椎症と無脳症があります。二分脊椎症は，脊髄神経を脊椎（骨）が覆っていない部分があり，神経が障害されて運動障害，膀胱・直腸障害などが起きます。無脳症とは，脳が形成されない状態で，出生後短時間で死亡します。

　最近開発された検査で，母体の血液を用いた出生前遺伝学的診断（NIPT）があります。日本では2013（平成25）年 4 月に開始されました。母体の血液を採取するのみで妊婦への身体的なリスクを伴うことなく行われ，かつ高い確率で胎児の染色体の異常を検出できます。ただし，染色体13番，18番，21番に対するものに限定されます。しかし，この検査は確定診断ができない検査です。高い確率で陽性あるいは陰性という結果が出ますが，たとえば21番染色体異常という結果が出ても異常ではないこともありますし，その逆もあります。異常が出た場合は，以前から行われている確定診断ができる検査を行う必要があります。2019年 6 月に，日本産科婦人科学会倫理委員会から「母体血を用いた出生前遺伝学的検査（NIPT）に関する指針」が発表されました。NIPT に対す

る基本的考え方として，当該妊婦に対して「適切な情報を提供し十分な説明を行ったうえで，受療者がその診療行為を受けるか否かを決定することが原則である」としたうえで，遺伝カウンセリングの重要性を指摘して，検査の前後に検査の意義の説明と遺伝カウンセリングを適切に行う体制を整え，本検査を行う対象は客観的な理由を有する妊婦に限るべきであるとしています。

（学びを深めるためにおすすめの本）

大澤真木子（監修）小國美也子（編）（2018）子どもの保健——健康と安全．日本小児医事出版社．

　子どもの発達がわかりやすく書かれています。また，子どもの先天的疾患をはじめとした子どもの病気についても理解が深まります。

中山智祥（2018）遺伝子診療よくわかるガイドマップ——初診から検査そして結果報告まで．メディカル・サイエンス・インターナショナル．

　やや専門的な遺伝子診断の解説書ですが，わかりやすい解説です。NIPT に関しての理解が深まります。

第3章

女性の更年期・老年期

この章で学ぶポイント

- ●女性の更年期や老年期はエストロゲン（女性ホルモン）の低下により体のさまざまな機能に影響をきたすことを理解する。
- ●女性の老年期では，健康寿命を長く伸ばすことが大切だということを学ぶ。

1 女性の更年期の特長

1 女性の加齢

　加齢とともに男女問わず，筋肉や骨量は減少し脂肪は増加傾向となります。筋肉と骨量の減少により，更年期（主に50歳以降），老年期（主に65歳以上）では，高血圧，心疾患，骨粗鬆症や変形性関節症などを含む加齢性疾患（年齢が上昇することで生じる病気）の罹患率が向上します。

2 加齢に伴うエストロゲン欠乏の症状

　更年期以降の女性における卵巣機能とエストロゲン欠落により現れる症状は，時間的な経過で変化していきます。エストロゲンの低下や欠乏に伴って，早い時期にホットフラッシュ，発汗が出現します。このような自律神経の失調症状が出現した後に，倦怠感，うつ，不眠などの精神症状が出現します。一方，エストロゲン欠落に伴って起こるエストロゲン標的臓器の機能変化としては，泌尿生殖器の萎縮，骨量減少，脂質異常症，動脈硬化が出現し進行してきます。ただしこれらの疾患は，閉経前後より生じてはいるものの，多く

▷1　水沼英樹（2006）QOL からみた更年期女性のトータルヘルスケア．産婦人科治療，**93**，8-14.

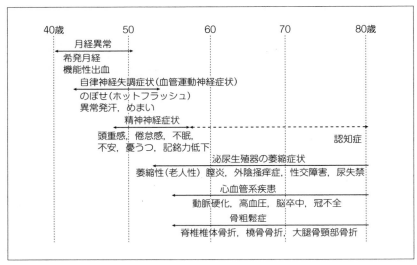

図3-1　加齢に伴うエストロゲン欠乏症状の変化

出所：日本女性医学学会（編）（2014）女性医学ガイドブック　更年期医療編2014年度版．金原出版．をもとに作成。

は閉経後数か月後というような短期ではなくある程度の期間（年単位）が経ってから認知され，いったん変化が生じるとその後は元に戻らないことが多く，そのような病気の前段階あるいは病気そのものは，老年期障害とも呼ばれます（図3-1）。

3　閉経とは

　女性が性成熟期の終わりに達し，卵巣の活動性が徐々に低下しついに月経が永久に停止することを閉経と定義しています[2]。月経は停止した時点で閉経を診断することが難しいため，12か月以上の無月経を確認することより判定します。また，血液検査で，「FSH（卵胞刺激ホルモン：脳から分泌され卵巣の機能を調節するホルモン）40 mIU/ml 以上かつ E2（エストラジオール：基本的に卵巣から分

▷2　日本産科婦人科学会（編）（2013）産科婦人科用語集・用語解説集，改訂第3版．日本産科婦人科学会．

泌する女性ホルモン）20 pg/ml 以下」の値を確認して閉経と判断しています。ただし血液検査では，閉経の 1 年以上も前から FSH の上昇があったり，無月経で FSH や E2 がいったん閉経の診断基準を満たしてもその後 FSH，E2 の数値が正常化し月経が来たりすることもあります。よって，血液検査だけでなく 1 年間の無月経を確認して，閉経と診断することの方が大切であることがわかります。

4　閉経の機序とそれに伴うホルモン変化

　閉経の正確な機序については明らかになっていませんが，その中心にあるのは卵巣の加齢に伴う変化であると考えられています。卵巣は加齢に伴って，卵巣皮質の萎縮，卵胞数の減少，顆粒膜細胞の機能低下，血管の動脈硬化，間質細胞の萎縮，線維化などが生じて重量も減少します。卵巣機能の低下の主体は，特に原始卵胞数の減少によるとされていますが，減少のペースは若年期と40歳以降では大きく異なっていることがわかっています。本来若年期の原始卵胞の減少ペースであれば，約80歳まで卵胞数は保たれるはずなのですが，実際は37～38歳を過ぎた頃から急速に減少し，50歳でほぼ消失するといわれています。

　さらに閉経後のホルモン変化では，40代になると，無排卵周期が増えてきます。またこの時期には主に卵胞期の延長が生じること（黄体ホルモンの寿命が10-14日であるため黄体期の延長はあまり認めにくいこと）から，月経周期の延長が出現しやすくなり，閉経の 2 ～ 8 年前にわたってそのような状況が持続すると考えられています。逆にエストロゲンの分泌を調節している脳下垂体から分泌される FSH 値はエストロゲンの分泌を促そうと上昇します。このように閉経後，エストロゲンは卵巣からの分泌が低下することになります。またかわりにこの時期は卵巣以外の組織から分泌されるエストロン（E1）が主体となりますが，エストロゲン全体の活性としては，閉経前の約1/10になると考えられています。

▷ 3　International Menopause Society（2000）CAMS Menopause-related definitions. 日本更年期医学会雑誌, **8**, 23.

$$\boxed{2}\quad\text{女性の老年期の特長}$$

　老年期（高齢期）とは一般に65歳以上を指しており，65〜74歳を前期高齢者，75歳以上を後期高齢者と2区分しています。近年ではさらに85歳以上を超高齢者として，前期区分と合わせ3区分とする場合もあります。このような高齢者が多くを占める社会を高齢化社会といいますが，総人口に占める65歳以上人口の割合を示す高齢化率を指標とする場合，高齢化率7.0％以上を高齢化社会，14.0％以上を高齢社会といいます。さらに21％を超えた場合は，超高齢社会という場合もあります。

　近年わたしたちの国では男女ともに平均寿命が延長し，2008年の高齢化率が22.1％で超高齢社会に達しましたが，その後も急速な高齢化が進行しています。2017年の高齢化率は27.3％ですが，2025年には約30％，2060年には約40％に達するといわれています。[5]

　寿命の延長は，同時に老年期の延長を意味していますが，一般に先進諸国は男性に比べて女性は長寿で，日本も同様です。特にわが国の女性の平均寿命は87.26歳（2017年簡易生命表）で，世界でも第1位となっています。一方，わが国の高齢化の現状を見ると，男女合わせて65-74歳の人口が1,760万人，75歳以上の人口が1,798万人であり，いずれも総人口に占める割合は約14％台となっています。女性に限ってみれば，65〜74歳の人口が920万人（男性840万人），75歳以上の人口が1,092万人（男性706万人）で，女性の方が男性より多くなっておりこれも女性の方が男性より長寿であるためと考えられます。[6]

　しかし女性が長寿になってよいことばかりかというとそうでもない側面もあります。理由は，高齢になるほど生活習慣病（高血圧，脂質異常症，糖尿病，耐

▷4　日本女性医学学会（編）（2014）女性医学ガイドブック——更年期医療編2014年度版．金原出版．
▷5　内閣府（2014）平成26年版　高齢社会白書．日経印刷．
▷6　内閣府（2019）令和元年版　高齢社会白書．日経印刷．

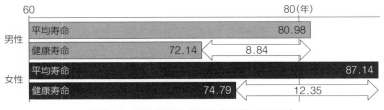

図 3 - 2　平均寿命と健康寿命の差（2016年）

資料：厚生労働省（2018）第11回健康日本21（第二次）推進専門委員会資料.
出所：生命保険文化センターホームページ　健康寿命とはどのようなもの？（https://www.jili.or.jp/
lifeplan/lifesecurity/oldage/3.html）をもとに作成。

糖能異常など）を発症するリスクが高まってくるため，高齢になるにつれ寝た
きりや認知症も増えてくるからです。つまり寿命は延びても健康で生活できて
いる期間は必ずしも長くないということです。そのような背景から，2000年に
は WHO（世界保健機関）が健康寿命を提唱しました。健康寿命とは，「健康上
の問題で日常生活が制限されることがなく生活できる期間」と定義されていま
す。こうして寿命を延ばすだけではなくいかに長く健康で生活できるかに関心
が高まってきたのですが，2016年の平均寿命と健康寿命の差は男性で8.84年，
女性で12.35年でした（図 3 - 2）。つまり，女性では人生の後半の約13年を何
らかの障害をもって生活していることになるわけです。この健康寿命を損なう
原因として特に要介護，要支援が多い病気は，脳血管疾患，認知症，高齢によ
る衰弱，骨折，転倒などが上位をしめています。ただしこれは必ずしも独立し
て発症しているのではなく，多くの場合生活習慣病を背景に複数の疾患を同時
にもっています。今後は，平均寿命だけではなく，この健康寿命をどれだけ伸
ばしていけるかが大切になってくると思われます。

　一方，男女別死因別死亡率では，男女とも悪性新生物で死亡するのが最も多
く，次いで心血管，脳血管疾患，肺炎の順となっています。これらの病気につ
いては，早期発見，早期治療開始はもちろんのこと，予防していくことが大切
であることはいうまでもありません。

　一方国際比較で65歳以上の自殺死亡率を見ると，65〜74歳で18.1/10万人，
75歳以上で20.4/10万人で，韓国，ハンガリーについで 2 番目の高さになって

います。また年齢階級別で見ても年代が上がるにつれて自殺死亡率が上がり特に高齢女性の自殺死亡率は高く，女性は長寿ではあるもののやはり生きづらくなっている一面がうかがわれます。このような状況を考えると，老年期の健康は重要であり，特に女性にとって重要な課題と考えられます。

［3］　更年期・老年期に伴う変化

1　外観の変化

　皮膚では加齢により変化が現れ，特に気になるように目立つのがシワ，たるみ，しみ，イボ，ほくろ，皮下出血でなどです。これらの変化は外気に触れる，顔面，首，手の甲などに現れやすいといえます。また皮下出血は軽度の打撲や圧迫でも見られやすいですが，これは毛細血管の壁が弱くなっているために軽度の刺激でも血管の破綻が生じ出血しやすくなるからです。

　毛髪では黒髪が減り白髪が増えます。毛髪を保つメラニン色素を産生する毛嚢が萎縮することにより，色素の産生量が減少することに起因します。一般に頭髪の減少は，女性は男性に比べて減少のスピードが遅いとされています。[7]

2　体格と姿勢

　身長は老年期になるとやや短縮します。これは脊柱を構成する椎骨と椎骨の間にある椎間板の水分の含有量の低下で脊柱が短縮することや，骨や筋肉の萎縮により膝や腰が曲がることによるといわれています。特に女性は閉経により女性ホルモンの減少を受けると骨密度が低下することから，身長が短縮するスピードが男性より早いといわれています。

▷7　高橋真理・村本淳子（2011）女性のライフサイクルとナーシング——女性の生涯発達と看護．ヌーヴェルヒロカワ，p. 184.

3　神経系の変化

　大脳には神経細胞が140億個もあると言われていますが，20歳以降は1日10万個ぐらいずつ減少し，80代後半になると大脳皮質の神経細胞の数は半減するとされています。これらの影響を受けて，知的機能や運動機能などの低下を起こすことも知られています。

　具体的には，視覚の面では，視力の低下，老眼，視野がやや狭まったりします。聴覚では，左右の聴力がほぼ同様に低下し，高音域で難聴が特に目立ちます。嗅覚の面では詳細は不明ですが，嗅覚も低下するといわれています。また老化により，味覚も低下するといわれています。舌には，味蕾と呼ばれる味を感知する場所があり，この味蕾の数が減少することによって味覚が低下すると考えられています。さらに，老化に伴い触覚，痛覚などの皮膚感覚は低下します。また，老化に伴い内臓が感知する痛覚などの感覚も低下します。

4　呼吸器系，循環器系の変化

　加齢が生じると，呼吸に働く呼吸筋の筋力低下や肺組織の萎縮，胸郭（肺を守る骨格）が硬化し動きが制約されるようになります。すると呼吸運動が抑制されるために換気機能は低下することになります。そして換気機能の低下によって，呼吸による酸素の摂取量が減少すると，坂道や階段を上る時，体内に必要な酸素を取り込むことができなくなり，息切れを感じるようになります。心臓では心筋の弾性力が低下したり，刺激伝導系も変化して心拍数が減少するため，運動も制約を受けることがあります。

5　内分泌系，代謝系の変化

　内分泌系の女性特有の変化としては，加齢による卵巣機能の消失（閉経）があります。また代謝系では加齢により耐糖能の低下，血中脂質の上昇が起こりやすくなります。そのほか女性ホルモン低下による骨代謝の変化により，骨量の減少が進みやすくなります。

6　消化器系，腎・泌尿器系の変化

　加齢により栄養素の消化，吸収能力は低下します。咀嚼力の低下から食物が十分に咀嚼できなくなったり，消化を助ける唾液の分泌量も低下します。また食物が食道でつかえやすくなったり，胃，小腸や大腸でも消化力が落ちます。大腸では腸の機能低下によって便秘も多くなるようになります。

　また腎臓の血管の動脈硬化によって腎臓の血流量の減少が生じます。これに伴い尿の濃縮力の低下や脱水症状，電解質の不足が起こりやすくなってきます。

7　心理的変化

　老年期に特有の性格傾向として，自己中心的，保守的，固執性，ひがみっぽい，さい疑的，不機嫌，抑うつ，まわりくどい，などの傾向があるという報告もありますが，やはり個人の特性が影響を与えていると考えられており，最近はそのような考え方は否定される傾向にあります。特に老年期では，喪失体験（友人や配偶者の死別など），孤独や孤立（健康面の不安や経済的な不安），不安（老いることへの不安）などの体験から人格が変化することがあります。また身近な人の死の体験もしていることから，死への受け入れは若年層よりしやすくなっていると思われます。

4　更年期の女性の健康とヘルスプロモーション

　老年期にある人は誰でも心身ともに穏やかに生き，豊かな有意義な時間にしたいと思っています。ですが，慢性疾患を抱えていることも少なくありません。それでも自力で日常生活を送ることができる程度の健康，寝たきり状態を避け生活ができるような支援を行う仕組みが社会，あるいは地域に必要です。

　そうして健康を維持していくことで，健康レベルに合わせて個人の構成や能力を発揮し，個人に合わせた活動をすることで社会参加や貢献もできていくはずです。

　老年期にある人間が快適に過ごせるよう，今後も社会は老年期の健康を維持していく仕組みについてさらに考えていく必要があります。

（学びを深めるためにおすすめの本）

武谷雄二（2015）エストロゲンと女性のヘルスケア——生殖と健康の鍵を握るホルモンの謎．メジカルビュー社．
　エストロゲンが多臓器に影響を与えていることから，エストロゲンはどういうものかについて包括的に詳細に書かれている本です。

対馬ルリ子（2016）プレ更年期1年生——その不調，すべて女性ホルモンの減少が原因かも．つちや書店．
　更年期の定義から更年期に起きる症状，およびセルフケアまで，基礎的な知識を平易に解説している本です。

第4章

ライフサイクルとメンタルヘルス

この章で学ぶポイント

●女性のライフコースの状況は，時代とともに変わってきていることを学ぶ。
●女性の就業を考えた時，正社員やパートタイム労働などの働き方のほかに，新しい働き方があることについて学ぶ。

1　現代女性のライフサイクルと心理社会的ストレス

　時代とともに女性の社会進出が進む一方，伝統的な性の役割分担が女性に負荷され続けており，自己実現と実際の生活でのギャップが大きなストレスとなる可能性があります。「総務省平成28年社会生活基本調査　生活時間に関する結果」の中に家事関連時間の日米比較があります。2016年の男性の家事関連時間は，日本が1時間23分でアメリカが3時間25分，女性の家事関連時間は，日本が7時間34分でアメリカが6時間1分でした。男性の家事関連時間がアメリカに比べて圧倒的に少ないことがわかります（図4-1）。また，1997年には共働き世帯数が片働き世帯数を上回り，その差は拡大傾向にあります。

　結婚，出産を機に，仕事を継続するかどうかをみたデータ（図4-2）をみると，約30年間変化がなく，仕事と子育ての両立が難しいことがわかります。ただし，育児休業制度を利用して就業を続けた者の割合は高まっています。

　未婚女性の理想とするライフコース（理想ライフコース）と実際になりそうだと考えるライフコース（予定ライフコース）について，国立社会保障・人口問題研究所が調査しました。ライフコースを次のように設定しました。専業主婦，結婚や育児でいったん仕事をやめるが再就職する（再就職），仕事と結婚・育児を両立する（両立），結婚し仕事を一生続けるが子どもをもたない

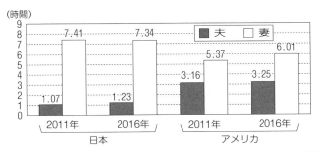

図4-1　6歳未満の子どもがいる夫・妻の家事関連時間（日本・アメリカ）

注：日本は「平成28年社会生活基本調査 生活時間に関する結果」
※家事関連時間：「家事」，「介護・看護」，「育児」及び「買い物」の時間（週全体）
アメリカは U. S. Bureau of Labor Statistics (BLS), "American Time Use Survey-2016 Results"
※家事関連時間：「家事」，「買い物（物・サービス）」及び「家族のケア（育児を含む）」

出所：総務省（2017）平成28年社会生活基本調査　生活時間に関する結果. をもとに作成。

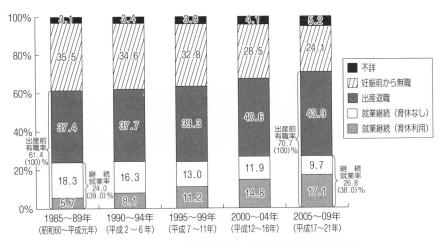

図4-2　子どもの出生年別第1子出産前後の妻の就業経歴

資料：国立社会保障・人口問題研究所（2010年）第14回出生動向基本調査（夫婦調査）.
注：初婚どうし夫婦について，第12回〜第14回調査の当該児が1歳以上15歳未満の夫婦を合わせて集計。
　　出産前後の職業経歴：就業継続（育休利用）―第1子妊娠前就業〜育児休業取得〜第1子1歳時就業
　　　　　　　　　　　　就業継続（育休なし）―第1子妊娠前就業〜育児休業取得なし〜第1子1歳時終業
　　　　　　　　　　　　出産退職　　　　　　―第1子妊娠前就業〜第1子1歳時無職
　　　　　　　　　　　　妊娠前から無職　　　―第1子妊娠前就業〜第1子1歳時無職
出所：厚生労働省（2016）平成27年版　働く女性の実情. をもとに作成。

（Double Income No Kids；DINKS），結婚をせず一生仕事を続ける（非婚就業）という5つのコースです。理想と実際の予定を聞いた結果，理想ライフコースをみると1990年代に比べて専業主婦コースが減って両立コースが増えています。予定ライフコースでは，専業主婦の減少が続いており，両立コースおよび非結婚就業コースの増加傾向が続いています。さらに，1987年は，理想と予定の差は少なかったのですが，2015年での理想は結婚して仕事の両立をする及び仕事をいったんやめるが再就職するが多いのに，予定ではそれがやや減少し，結婚せずに仕事を継続するが増えているという結果でした（図4-3，図4-4）。未婚男性がパートナーとなる女性に望むコースでも，女性の予定ライフコースと同様に専業主婦コースが減少し，両立コースが増加する傾向が続いています。また，同調査で結婚する意志のある未婚者が結婚相手に求める条件としては，男女とも「人柄」を重視又は考慮する人が最も多いですが，「家事・育児能力」「自分の仕事への理解」も大多数の男女の未婚者が重視しています。特に「家事・育児能力」は男女とも重視する割合が増加しており，女性では，パートナーに「経済力」「職業」を重視する割合が増加しています。また，結婚する意思のある未婚者が希望する子ども数の平均値は減少する傾向にあり，この調査では，男性2.04人，女性2.12人でした。未婚者が希望する子どもの数が減少するという事は，少子化問題解消への道が困難であることが予想されます。

［2］　女性のライフコース

　女性のライフコースを考えた時，近年は自分の希望に合わせたライフコースを選ぶことが可能になっていますが，それぞれに困難を乗り越えていかなければならず，女性はさまざまな形でストレスに向き合うことになります。また，それは既に欧米においても問題になっていることです。自分のライフコースを考える時に，それぞれのライフコースにある困難さについての問題点を参考にすべきであり，自分にストレス耐性をつけておくことが大切です。

　さて，女性のライフコースには，大きく分けて専業主婦，仕事と家庭の両立，

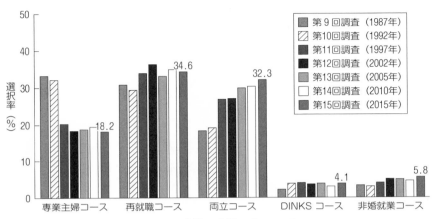

図4-3 女性の理想ライフコース

注：対象は18〜34歳の未婚者。その他および不詳の割合は省略。調査別の客体数（男性，女性）：第9回（2,605，
3,299），第10回（3,647，4,215），第11回（3,612，3,982），第12回（3,494，3,897），第13回（3,064，3,139），
第14回（3,406，3,667），第15回（2,705，2,570）。
設問：（第9〜10回調査）「現実の人生と切りはなして，あなたの理想とする人生はどのようなタイプですか」，（第
11〜15回調査）「あなたの理想とする人生はどのタイプですか」。
出所：国立社会保障・人口問題研究所（2015）第15回出生動向基本調査，をもとに作成。

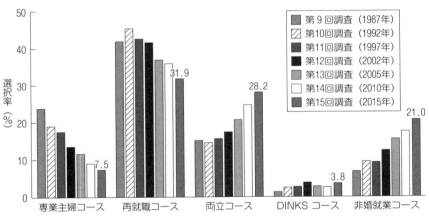

図4-4 女性の予定ライフコース

注：対象は18〜34歳の未婚者。その他および不詳の割合は省略。調査別の客体数（男性，女性）：第9回（2,605，
3,299），第10回（3,647，4,215），第11回（3,612，3,982），第12回（3,494，3,897），第13回（3,064，3,139），
第14回（3,406，3,667），第15回（2,705，2,570）。
設問：（第9〜10回調査）「これまでを振り返った上で，実際になりそうなあなたの人生はどのようなタイプですか」，
（第11〜15回調査）「理想は理想として，実際になりそうなあなたの人生はどのタイプですか」。
出所：国立社会保障・人口問題研究所（2015）第15回出生動向基本調査，をもとに作成。

独身キャリアの3つが考えられますが，それぞれのストレスを考えてみましょう。

　専業主婦の場合，核家族化が進む現代，親世代に育児の手助けを頼むことや育児の悩みを相談することが難しい状況の中で，日中に子どもと部屋に隔離されて，イライラして子どもを叱ってしまい，そういう自分を責め，育児にますます悩むなどの悪循環が生ずることが問題になっています。また，「空の巣症候群」といって，大学への入学や結婚などに代表される子どもの巣立ちの時期に一致して心身の不調が生じます。子育てに専心していた女性の場合，子どもの巣立ちが燃え尽き（burn-out）につながることもしばしば指摘されています。「空の巣」体験が更年期症状の悪化やうつ病の発症の契機になる場合もあるし，また逆に更年期症状に「空の巣」体験が加わり症状が悪化する場合も考慮されます。また，子どもたちの巣立ちをきっかけとして，夫婦関係を見直すようになることも多くあるようです。日本の全離婚数に占める，「同居期間が20年以上の熟年夫婦の離婚件数」の割合が増加しています。

　仕事と家庭の両立の場合は，「スーパーウーマン症候群」といって，完璧な職業人，完璧な妻，完璧な母，完璧な主婦など対立する役割を一度にこなそうとして疲労困憊してストレス状態になります。1987年に M. H. シェイヴィッツが示した「スーパーウーマン・シンドローム」を起源にしたいい方です。女性は男性の倍も働き，また，何倍も成果を上げて初めて認められるという状況がありがちだった中で，仕事にやりがいを求めて頑張る女性は常に働きすぎの状態となりやすく，やがて燃えつきの危機に直面する，という事がみられました。働き盛りにある共働き夫婦に子どもができた時にも陥りやすい状態です。また，著しく多忙な職業的環境の中で，自律神経の乱れからめまいや頭痛，吐き気などの症状の出現，あるいは抑うつや不安に陥り，出勤ができなくなることがあります。

　独身キャリアの場合は，「ガラスの天井」という問題が立ちはだかります。日本における女性の管理職の割合は非常に低く，女性の昇進には「ガラスの天

▷　厚生労働省（2018）我が国の人口動態——平成28年までの動向．p. 34.

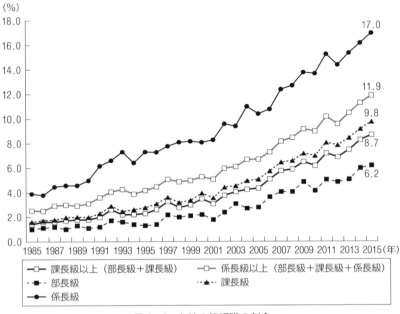

図4-5　女性の管理職の割合

資料：厚生労働省　賃金構造基本統計調査．より，厚生労働省雇用均等・児童家庭局作成。
注：各役職の一般労働者数（男女計：雇用期間の定めなしの労働者）に占める女性一般労働者数の割合を算
　　出。
出所：厚生労働省（2016）平成27年版　働く女性の実情．をもとに作成。

井」があるといわれています。これはアメリカで生まれた概念で次第に日本で
も使われるようになりました。しかし，言葉としては同じでも，示す内容は大
きく異なっています。アメリカでは「ガラスの天井」は，主として女性キャリ
アの企業トップへの道が閉ざされている場合に使われますが，日本の場合は，
係長クラスの中間管理職という水準において既にガラスの天井（第15章も参照）
があるといわれています（図4-5，図4-6）。

　女性の就業率を年齢階級別にみると，いわゆるM字カーブになっていて，子
育て世代の就業率が低くなっています。でも，最近30年間にM字カーブの底は
大幅に上昇し，窪みが浅くなるとともに，全体的に大きく上方にシフトしてい
ます（図4-7）。女性の就業率は，国内に大きな地域差があり，国内において

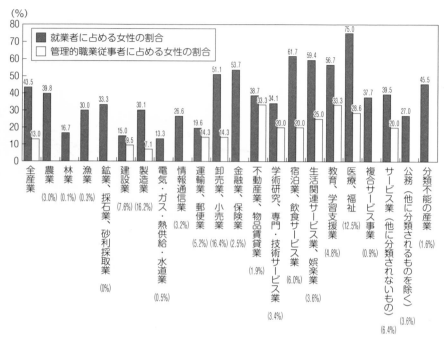

図4-6　就業者および管理的職業従事者に占める女性の割合（産業別）

備考：1．総務省「労働力調査（基本集計）」（平成28年）より作成。
　　　2．管理的職業従事者とは，就業者のうち，会社役員，企業の課長相当職以上，管理職公務員等を指す。
　　　3．産業名の下に記載されている（　）内の％は，全産業の就業者に占める当該産業の就業者の割合を示す。
出所：総務省（2017）男女共同参画白書　平成29年版．をもとに作成。

就業率が最も高いのは福井県，次に高いのは富山県となっています。M字カーブの窪みがないとされる欧州諸国（スウェーデン，ドイツ，フランス）と比較してみると，福井県においては，20代から40代前半にかけての就業率がスウェーデンを上回っています。福井県，富山県ともに，すべての年齢階級の就業率で，ドイツ・フランスを上回っていて，子育て期の女性の就業率が諸外国と比べて低いという課題が指摘されてきましたが，すでにこの課題を克服している地域もあります。

　女性の就業拡大には，仕事と育児等との両立支援のため，保育所等の育児基盤や育児休業制度等の整備・充実が大きく働いたとみられますが，女性が職業

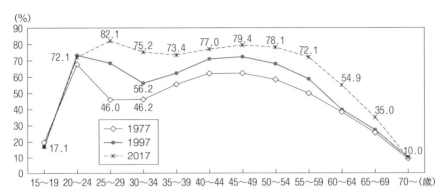

図4-7　女性の年齢階級別労働力率の推移

備考：1．総務省「労働力調査（基本集計）」より作成。
　　　2．労働力率は，「労働力人口（就業者＋完全失業者）」／「15歳以上人口」×100。
出所：内閣府（2018）男女共同参画白書　平成30年版．をもとに作成。

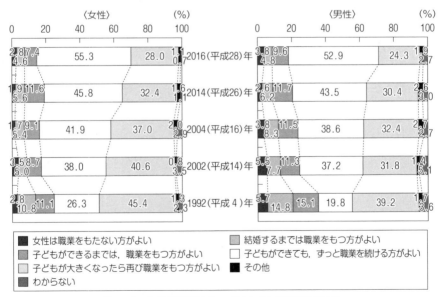

図4-8　女性が職業をもつことに対する意識の変化

備考：1．内閣府「男女平等に関する世論調査」（1992年），「男女共同参画社会に関する世論調査」（2002年，2004年，2016年）および「女性の活躍推進に関する世論調査」（2014年）より作成。
　　　2．2014年以前の調査は20歳以上の者が対象。2016年の調査は，18歳以上の者が対象。
出所：内閣府（2017）男女共同参画白書　平成29年版．をもとに作成。

をもつことに対する意識が女性自身だけでなく男性を含め，社会全体として変化してきたこともその背景にあります（図4-8）。2016年の調査では，「子どもができても，ずっと職業を続ける方がよい」と回答する割合が，男女ともに調査以来，初めて5割を上回り，25年程度の間に女性が職業をもつことに対する意識が社会全体として大きく変化しました。

③　女性と就労

　女性の就業意識は次第に高まっていますが，現実をみてみると，内閣府男女共同参画局による2016（平成28）年の世論調査で「夫は外で働き，妻は家を守るべきである」という考え方に女性37％，男性44.7％が賛成またはどちらかというと賛成でした。1979（昭和54）年の同調査では，女性70.1％，男性75.6％でしたので，女性が仕事を持つことへの理解がかなり向上してきたといえます。しかし，日本では，まだ女性が家事・育児を優先する考え方が根強くあることも示唆されます。また育児休暇をとる男性の割合が増えてきたといっても，厚生労働省の「平成30年度雇用均等基本調査」（2019年）では，男性の育児休暇取得率は7.54％となっており，依然として非常に低い水準です。
　「女性が仕事と家庭の両立をする」には時間的，体力的に負担が大きいことがわかります。このような現状の中で，育児負担が最も大きい特定の時期（25〜35歳）だけ，やむなく就業を中断することを選択し育児に専念，それが一段落したら再び自己の能力を社会で生かしていくという選択ができれば，それを望む女性も多いと思います。実際，女性の再就職のための教育プログラムを行っている分野も少数ながらあります。ところが，まだまだ充実した再就職のための教育プログラムのある企業は少なく，いったん仕事から離れると，再就職の道は狭く，仕事に対する自信の低下といった内面の問題も出てきます。それで経済的な問題がない場合でも，最近では保育所に預けて就業を継続する女性，育児をしながらでも仕事を続けられるシステム（在宅就業など）を取り入れた会社に就職する女性など，自分のキャリアの向上を目指す女性が増えて

いると思われます。

　少子高齢化により仕事と育児・介護等との両立のニーズが高まる中，女性が
より活躍するためには，一人一人の事情に応じての就労が可能となるよう，多
様で柔軟な働き方の選択肢を増やすことが必要です。わが国では，女性は出
産・育児等による離職後の再就職にあたって非正規雇用者となることが多いの
ですが，派遣社員やパートなどの非正規雇用から正規雇用に移行したいと考え
る女性が少なくありません。また，男女間の賃金格差は，縮小傾向にあるもの
の，男性一般労働者の給与水準を100とした時の女性一般労働者の給与水準は
73.0と格差があります（図4-9）。女性の多様で柔軟な働き方の選択肢を広げ
るとともに，女性の能力を十分に発揮できる働き方を実現させるには，非正規
雇用の女性の正社員転換・待遇改善が重要です。

　近年企業では，終身雇用慣行を見直し，年功序列主義から能力主義へと見直
す動きが活発化しています。現在はまだ，企業の中途採用の女性の職務は，ア
シスタント的な職務，最終責任を問わない職務，人と接する職務，専門知識や
技術が必要な職務が多いのですが，将来は専門的・基幹的職務の中で中途採用
の女性を活用していこうという企業が少なくない状況です。また，正社員とし
て就職する女性には年齢制限が厳しく，企業は再就職女性に対して，家庭にお
ける責任との兼ね合いで業務に支障が出ることを好ましく思わない傾向にあり，
労働者としてのしっかりとした職業意識を求めています。復帰を望む女性もま
た，復帰に向けての知識，技術のキャッチアップ，或いは労働市場において企
業が求めている知識・技術は何かなど，需要の動向を把握するための努力が求
められています。そのような中で，正社員やパートタイム労働などの働き方の
ほかに，新しい働き方が生まれています。専門職パート，在宅就業，女性起業
家，ワーカーズ・コレクティブ，ボランティア的就業などです。

　専門職パートとは，パートタイム労働という働き方の中で専門的能力や資格
を生かしていくことです。たとえば，パートタイム労働者の雇用管理制度の中
に職能資格制度などを設け，意欲のある者には一定の判断能力を有する業務や
管理的な職務を任せるなど，短時間就業であっても意欲・能力を生かした働き

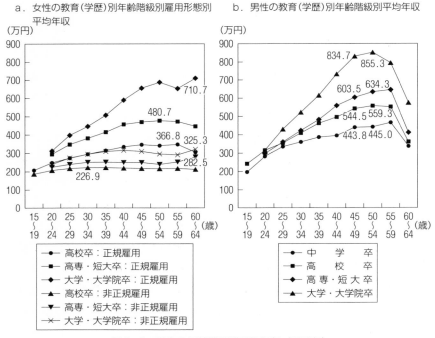

a．女性の教育（学歴）別年齢階級別雇用形態別平均年収

b．男性の教育（学歴）別年齢階級別平均年収

図4-9　男女の年齢階級別平均年収（2012年）

備考：1．厚生労働省「賃金構造基本統計調査」（2012年）より作成。
　　　2．企業規模10人以上の民営事業所の雇用者が対象。
　　　3．「きまって支給する給与額」×12＋「年間賞与その他特別給与額」により算出。
　　　4．「正社員・正職員」を「正規雇用」，「正社員・正職員以外」を「非正規雇用」としている。
出所：内閣府（2013）男女共同参画白書　平成25年版. をもとに作成。

方を可能にするものです。

　在宅就業とは，パソコンやファックスなどを使って，自宅において企業から請け負った仕事を行う在宅就業です。在宅就業は，仕事と育児を両立する上で働きやすい形態です。また，仮に本格的な働き方が無理だとしても，毎日の通勤による勤務が不可能な時期に，自分の職業能力の維持や社会とのつながりをもち，情報収集を続けられる手段として良好な働き方といえます。しかし，発注者と在宅就業者の契約方法，工賃などの条件の明示法などのルール化が遅れており，仕事の契約も口頭による場合が多く，報酬支払法に関するトラブルが

生じていること，在宅就業の職種に単純なものと高度な専門性があるものとのばらつきが多く，また新規参入が増えているため全体的な仕事の単価が下がり，高い専門性を有する業務の単価まで押し下げているなどの問題があります。

　女性起業家とは，過去に専門的な知識が必要な仕事についていたことがある女性が自分で事業を起こすことです。問題点としては，資金調達面の困難さ及び社会的信用力の不足などがあり，関係機関が連携して，さらに踏み込んだ情報提供，ネットワーク作りに対する支援，信用保証などを充実させる仕組みが必要です。

　ワーカーズ・コレクティブとは，専業主婦などを中心に同じ志をもつ者数名が自ら資金を出し合って，そこで働く労働者自身，自らが管理，経営運営を行いながら事業を行う事業形態のことです。欧州では長い歴史をもちますが，日本では昭和50年代後半から生まれた新しい事業形態です。主婦を中心とした地域社会への参加，貢献を目的とした団体が多く，食品販売，弁当，総菜製造販売，リサイクル，医療，託児サービス，家事援助サービス，介護サービス，清掃，編集，設計，修理など多くの分野があります。

　ボランティア的就業は，社会福祉，環境，国際協力，まちづくりなどさまざまな分野にわたるボランティア活動の中で，その推進組織が「NPO（民間非営利組織）」と位置づけられ，新たに制定された法律により法人格も取得できることとなったという背景のもとで生まれたものです。たとえば住民参加型在宅福祉サービスがあります。これは，自発的な福祉活動に参加志向をもつ者が，組織を作り非営利で有料・有償の家事支援サービスなどを実施する活動です。サービス提供の対価として利用料の授受が行われるため，一般のボランティア活動とは異なるものですが，サービスの提供者と利用者が同じ会の会員とした会費などを納め，平等な立場に立ったうえで，利用者は料金を支払うことにより気詰まりなく頼みやすくなり，提供者は組織運営に必要な経費を得ることにより継続的に活動を維持しやすいという利点があります。また，その他一般社団法人女性労働協会に委託して行っている「働く女性の妊娠・出産に関する健康支援」「女性就業支援全国展開事業」「女性活躍推進サポートプロジェクト」

等や地域に根ざした子育てのための相互援助活動を支援する「全国ファミリー
サポートセンター」等があります。

（ 学びを深めるためにおすすめの本 ）

**本庄英雄（監修）日本女性心身医学会（編集）（2015）最新女性心身医学．ぱーそん
　書房．**

　女性の一生を医学的，心理学的な角度からとらえて解説しており，女性特有の体や心の変
化が理解できます。特に心の問題に焦点を当てて解説しており，どんな年齢，立場の女性で
も悩んだ時に読むと役に立ちます。

馬場房子・小野公一（編）（2007）「働く女性」のライフイベント．ゆまに書房．

　働く女性がどのような問題を抱えるのか，そしてどんな困難が起こり得るのかということ
をわかりやすく解説しています。

疾患編
女性特有の病気に気をつけよう

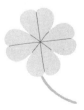

第 5 章

妊娠した時に気をつけたい病気

この章で学ぶポイント
───────────────────────────

● 妊娠した時にかかりやすい病気について学ぶ。
● 元気な赤ちゃんを産むためにどうしたらよいのかを考える。

1	妊娠と病気

妊娠するとからだは大きく変化します（第2章参照）。そのためさまざまな病気にかかりやすくなります。妊娠前にはなかった病気にかかってしまったり，妊娠前に病気だった人はその病気が悪化することもあります。病気の影響も，お母さんだけではなく，お腹の赤ちゃんにも及びます。場合によっては，死産となることもあります。健康な赤ちゃんを産むためにも，妊娠に関する病気についてよく知り，そのような病気を未然に防がなくてはいけません。

まず，妊娠によって起こるからだの変化を整理してみました。次のような変化により，病気が起こりやすくなります。

• 体重の増加

妊娠によって体重は増加します。これは胎児の体重分だけでなく，胎盤・羊水重量の増加があります。さらに，母体に生じる，脂肪やたんぱく質の蓄積，水分貯留が起こることによります。

• 消化器系の変化

妊娠初期に，いわゆる「つわり」が半数の妊婦にみられます。また，妊娠によって増大した子宮に腸が圧迫されたり，腸の運動性も低下することなどから便秘も起こりやすくなります。

• 腎・泌尿器系の変化

　妊娠した子宮により膀胱が圧迫され，尿意が近くなったりします。また，腎機能も低下傾向にあり，正常な妊婦でも尿蛋白や尿糖が陽性となったりします。

●内分泌・代謝の変化

　妊娠時には，甲状腺や副腎皮質の機能が亢進して，甲状腺ホルモン（トリヨードサイロニン，サイロキシン）や副腎皮質ステロイドホルモン（コルチゾール，アルドステロンなど）の分泌が高まります。これらのホルモンの作用により，血圧上昇などのさまざまな身体症状が現れます。また，基礎代謝も，非妊娠時に比べ，8〜15％亢進します。

●糖代謝の異常

　血液中のブドウ糖の量（すなわち，血糖値）は，膵臓から分泌されるインスリンというホルモンによって調整されています。妊娠するとインスリンの働きが抑えられたり，インスリンの分解が進んだりするので，その結果，糖代謝が低下し，血糖値が高くなります。

●循環血液量の増加

　妊娠により血液量が増加します。そのため，心臓への負担が増します。特に，妊娠8週を過ぎると急激に増加し，28〜36週には最大1,500mLの増加となり，これは非妊娠時の35〜50％に相当します。

●血液凝固能の亢進

　妊娠中期・末期には，血小板の数や血液凝固因子が増加傾向にあるので，血液凝固能（血の固まりやすさ）は亢進します。

●呼吸の変化

　増大した子宮により横隔膜が押し上げられ，胸式呼吸になります。

▷1　甲状腺や副腎皮質などの内分泌臓器は，ホルモンと呼ばれる生理活性物質の産生・分泌により，わたしたちの身体の働きを調整しています。しかし，何らかの原因で過剰にホルモンを分泌してしまい，身体の働きを障害してしまうことがあります。このように過剰にホルモンを分泌する状態を，その内分泌器の「機能が亢進している」と表現します。

▷2　生体が生命活動を維持するために最低限必要な熱量（単位：キロカロリー）のことで，生体が1日に消費するエネルギー量のおよそ7割に相当するといわれています。

• 静脈瘤の形成

　下肢，外陰，膣などに静脈瘤ができることがあります。また，痔も静脈瘤のひとつで，妊娠時に生じやすいのです。

　このように，妊娠すると妊娠前にはなかったようなからだの変化がみられ，体調に大きな影響を与えます。そこへ各個人がもつ，遺伝的背景，生活習慣などが加わり，病気へと進展する人が出てくるのです。妊娠していなくても健康維持に注意しなければいけないことは当然ですが，妊娠中は健康維持へのいっそうの配慮が求められるのです。

　2　　妊娠高血圧症候群

1　妊娠高血圧症候群とは

　前節で述べたように，妊娠した女性のからだに起こる変化のひとつに循環血液量の増加があります。循環血液量の増加により，血圧は高くなる傾向があります。このように，特に病気というわけでなくても，妊娠時に血圧は高めになるのですが，一部の人は妊娠をきっかけに病気としての高血圧になります。

　「妊娠20週以降，分娩後12週までに高血圧がみられる場合や，高血圧に蛋白尿を伴う場合のいずれかがみられ，かつこれらの症候が他の病気の合併症などによらないと考えられる場合」に妊娠高血圧症候群と呼ばれる病気が疑われます。これは，以前は「妊娠中毒症」とも呼ばれていましたが，2005年から妊娠高血圧症候群と名称が改められました（第2章も参照）。

　妊娠高血圧症候群は，「妊娠高血圧腎症」，「妊娠高血圧」，「加重型妊娠高血圧腎症」，「高血圧合併妊娠」の4型に分類されます。

　妊娠20週以降に高血圧のみ発症し，分娩後12週までに正常に戻る場合は妊娠高血圧症，高血圧と蛋白尿を認める場合は妊娠高血圧腎症と分類されます。2018年からは蛋白尿を認めなくても肝機能障害，腎機能障害，神経障害，血液凝固障害や胎児の発育が不良になれば，妊娠高血圧腎症に分類されるようにな

りました。収縮期血圧が 140mmHg 以上（重症では 160mmHg 以上），あるいは拡張期血圧が 90mmHg 以上（重症では 110mmHg 以上）になった場合，「高血圧が発症した」といいます。尿中に蛋白が 1 日当たり 0.3g 以上出ること（重症では 2 g 以上）を，「蛋白尿を認めた」といいます。

　加重型妊娠高血圧腎症は，①高血圧が妊娠前あるいは妊娠20週までに存在し，妊娠20週以降に蛋白尿，もしくは基礎疾患のない肝腎機能障害，神経学的障害（間代性痙攣，子癇，視野障害，頭痛など），肺水腫，血小板減少（＜10万/μL）のいずれかを伴う場合，②高血圧と蛋白尿が妊娠前あるいは妊娠20週までに存在し，妊娠20週以降にいずれかまたは両症状が増悪する場合，③蛋白尿のみを呈する腎疾患が妊娠前あるいは妊娠20週までに存在し，妊娠20週以降に高血圧が発症する場合に分けられます。

　妊娠高血圧症候群の原因は明らかになってはいませんが，循環血液量の増加に加え，腎臓から分泌されるレニンと呼ばれるホルモンの活性が亢進することや何らかの原因により血管内皮細胞が傷つき，末梢血管抵抗が上昇することなどによると考えられています。

　また，妊娠前から高血圧を認める場合，もしくは妊娠20週までに高血圧を認める場合を高血圧合併妊娠と呼びます。

2　妊娠高血圧症候群の症状

　高血圧は，「サイレントキラー」とも呼ばれるように，多くの場合，症状はありません。したがって，妊娠高血圧症候群においても，初期は症状が出にくいのが特徴です。この病気を早期に発見するには，普段の血圧測定と定期的な尿検査が必要になります。

　症状として，①子癇，②HELLP 症候群，③常位胎盤早期剥離，④肺水腫，⑤脳卒中（脳梗塞，脳出血，くも膜下出血など）などが出現します。このうち，子癇とは妊娠20週以降に出現するけいれん発作で，てんかんなど他の疾患によらないものです。前兆として，頭痛，視覚異常などの症状が出て来て，やがて

▷3　日本産科婦人科学会ホームページ　産科・婦人科の病気　妊娠高血圧症候群.

子癇へと進展していきます。子癇は，最も危険な状態で，母子ともに生命の危険が出てきます。

　また，HELLP 症候群とは，H：Hemolysis（赤血球破壊），EL：Elevated Liver Enzymes（肝機能異常），LP：Low Platelet（血小板減少）の3つの状態が出現する疾患です。具体的な症状は，頭痛，視力障害，吐き気や嘔吐，下腹部痛，そして子癇などです。HELLP 症候群は，重症の妊娠高血圧症候群であり，全妊娠の0.2〜0.9％に発症するといわれています。[4] HELLP 症候群と診断された場合は，合併症に十分注意し，分娩の可否を検討する必要があります。

3　妊娠高血圧症候群のリスク要因

　妊娠高血圧症候群は，どのような人に起こりやすいのでしょうか。リスク要因を整理してみました。

- もともと糖尿病，高血圧，腎臓の病気などにかかっている人
- 肥満（BMI≧25）の人
- 20歳未満の若い人，あるいは，40歳以上の人
- 家族に高血圧の患者がいる人
- 双子などの多胎妊娠の場合
- 初産婦
- 以前に妊娠高血圧症候群になったことがある人
- 母親が妊娠高血圧症候群になったことがある人（遺伝的要因）

　この病気は，妊婦さん約20人に1人の割合で起こります。また，妊娠34週未満で発症した場合（早発型と呼ばれます）は，重症化しやすく注意が必要です。

　では，この病気にかからないようにするためにはどうしたらよいのでしょうか。また，不幸にもかかってしまった場合，どのような治療方法があるのでしょうか。まず，予防ですが，残念ながらこうすれば未然に防げるといったような明確な予防法はわかっていません。毎日の血圧測定などの自己管理や，定

▷4　中田雅彦（2013）HELLP 症候群の発症予測の対応．日本産科婦人科学会誌，**65**（10），N258-N262.

期的な医療機関での検査などを怠らないことで，たとえ病気にかかったとしても早期に発見し，治療していけば，子癇などの重症な状態への進展は防ぐことができます。

　また，有効な治療法があるわけではなく，妊娠の終了のみが唯一の治療法となります。従って，それぞれの症状に合わせた対症療法がとられます。しかしながら，妊婦さんに使うことのできる薬剤は限られているため，その選択が重要となります。

4　妊娠高血圧症候群の胎児への影響

　妊娠高血圧症候群は，妊婦への影響のみならず，胎児へも重篤な影響を及ぼすことがあります。この病気にかかると，胎盤への血流が減少しているため，胎児への酸素や栄養の供給がうまくいきません。酸素が胎児へうまく運ばれないと胎児低酸素症となることがあり，最悪の場合，胎児は死亡します。また，栄養がうまく運ばれないと，胎児は低栄養状態となり，子宮内胎児発育不全になりやすくなります。以下に胎児への影響を整理してみました。

- 胎児発育不全
- 低出生体重児
- 子宮内胎児死亡
- 胎児機能不全

このように，妊娠高血圧症候群にかかってしまうと胎児に重大な影響がいくつも出てしまいます。元気な赤ちゃんを産むためにも，この病気の予防や早期発見・早期治療に努めましょう。

5　妊娠高血圧症候群の予防と治療

　妊娠高血圧症候群の有効な予防方法はよくわかっていません。しかし，「休養と睡眠」，「適度な運動」，「精神的にリラックスすること」などが有効だとされています。横になり，胎児への血流を十分確保することが必要なのです。また，適度な運動や精神的にリラックスすることもいくらか効果があるとは考え

られています。妊娠したら，まずは安静にしておくことが大事です。しかし，完全に予防することは困難なので，リスク要因のある妊婦さんは早めに医師とよく相談して計画的に対応していく必要があります。

　治療は安静と入院が中心になります。痙攣予防のためや重症の高血圧に対して薬剤を用いることがありますが，妊娠中に使用できる薬剤の種類は限られており，必ずしも良好な対応ができるとは限りません。また，根本的な治療法も知られていません。急激な降圧は胎児の状態に悪影響を及ぼす可能性があります。妊娠の継続が母子ともにとって危険であると考えられた時には，帝王切開で強制的に出産させることもあります。この場合，出産後の症状は急速に良くなります。すなわち，出産が一番の治療法なのです。ただし，子癇などの重症化した人は，高血圧や蛋白尿が持続することがあり，出産後のフォローアップが大切です。

　妊娠高血圧症候群にかかってしまうと，それまでの生活習慣が悪かったのだと後悔したり，自分を責めたりする人がいるのですが，前述したように，この病気の原因はわかっていません。かかってしまったら過去を振り返るよりも，まず今後のことをしっかりと見据えて治療に専念し，元気な赤ちゃんを産むことが大切です。

③　妊娠糖尿病

1　糖尿病とは

　私たちは摂取した食物中の炭水化物を消化して単糖類（ブドウ糖と果糖）にして小腸から吸収します。私たちのからだは血液中に吸収したブドウ糖をエネルギー源として利用しています。この一連の過程を糖代謝と呼びます。エネルギーを作る場所は，細胞の中のミトコンドリアです。すなわち，血液中のブドウ糖は細胞の中に入っていかなければ利用されません。そのためには，膵臓のランゲルハンス氏島と呼ばれる領域にあるβ細胞で作られるインスリンという

ホルモンが必要になります。このインスリンがうまく作られなかったり，作られてもうまく働かなかったら（インスリン抵抗性といいます），ブドウ糖は細胞の中に取り込まれることができずに血液の中に残ってしまいます。つまり，血糖値（血液中のブドウ糖の濃度）が上昇してしまいます。高血糖は血管の炎症を引き起こし，全身に及ぶ合併症につながります。これが糖尿病と呼ばれる病気です。

　糖尿病には 1 型糖尿病と 2 型糖尿病があります。ウイルス感染や自己免疫疾患で膵臓の β 細胞が壊されてしまい，インスリンが作られなくなってしまうことによって発症する糖尿病が 1 型です。一方，生活習慣を乱してしまい，適切な食事をしなかったり，運動不足になったりして発症する糖尿病が 2 型です。この場合，遺伝も大きく関与しています。糖尿病の多くは 2 型糖尿病です。

2　妊娠時の糖代謝と妊娠糖尿病

　妊娠した女性のからだの糖代謝はどうなっているのでしょう。妊娠するとインスリン抵抗性が高まり，糖代謝がうまくいきません。したがって，妊娠した場合は，正常な妊婦さんでも血糖値が高くなる傾向があります。

　妊娠前に「糖尿病」という病気に至っていない人の中にも，インスリンの分泌が少ない人やインスリン抵抗性が高い人がいます。そのような人が妊娠すると，さらにインスリン抵抗性が高まってしまい，その結果，糖尿病と同様の高い血糖値が持続してしまうことがあります。これを妊娠糖尿病といいます。妊娠糖尿病は，妊娠に伴ってあらわれた病気なので本当の糖尿病とは区別されますが，出産後に本当の糖尿病へと進展することもあります。また，妊娠前から糖尿病と診断されていた場合は，糖尿病合併妊娠と呼ばれ，妊娠糖尿病とは区別されています。

▷5　血糖値を下げる作用をもつインスリンが効きにくくなる状態をいいます。インスリンは，細胞内にブドウ糖を取り込ませる役割をもっていますが，その役割がうまく実行できずに，血液中にいつまでもブドウ糖が残ってしまい，高血糖となってしまうのです。

3　妊娠糖尿病の母体への影響

　一般的に，糖尿病の怖さは合併症にあります。糖尿病性神経障害，糖尿病性腎症，糖尿病性網膜症などが合併症の代表的なものです。しかし，これらの症状は糖尿病のコントロール不良が長期にわたる場合にみられます。したがって，妊娠糖尿病では，このような代表的な合併症というよりも，"母体"としての身体への影響が重要です。以下に，その影響を整理してみました。

- 流産，早産
- 羊水過多
- 妊娠高血圧症候群の発症
- 感染症（尿路感染症など）

　妊娠糖尿病にかかっていたとしても，典型的な自覚症状はないため，気づきにくいことが多いのです。そのため，定期的な血液検査や尿検査を受けて，早期発見に努める必要があります。

4　妊娠糖尿病の胎児への影響

　妊娠糖尿病の場合，母体への影響も重要ですが，胎児への影響も大きく懸念されます。血液中のブドウ糖は，胎盤を通過します。したがって，母体が糖尿病だと胎児にも大きな影響が出るのです。母体から移行したブドウ糖により胎児の血糖値は上昇します。血糖値の上昇による胎児への影響は，決して無視することはできません。なかには生命にかかわる重大な影響もあるからです。

　一方，ブドウ糖は胎盤を通過できるのに対して，血糖値を下げるホルモンであるインスリンは胎盤を通過できません。したがって，胎児は上昇した血糖値を抑制するために自らインスリン分泌を高めます。そのため，分娩直後には，母体からのブドウ糖が途絶え，胎児自ら分泌していたインスリンが相対的に過剰となり，一気に低血糖に陥ることがあります。これを新生児低血糖といいます。

　以下に，胎児への影響を整理してみました。

- 巨大児

- 子宮内胎児発育不全
- 呼吸窮迫症候群
- 胎児機能不全（胎児ジストレス）
- 新生児高ビリルビン血症
- 低カルシウム血症
- 新生児低血糖

さらに，生まれた後にも影響は残り，肥満やメタボリックシンドロームの発症につながるとされています。すなわち，子どもへの影響は，妊娠期の一時期にとどまらず，生涯にわたって影響し続けることになるのです。

5　妊娠糖尿病のリスク要因

どのような人が妊娠糖尿病にかかりやすいのでしょうか。この病気になりやすいリスク要因としては，①家族に糖尿病の人がいる場合，②肥満の人，③35歳以上の高年齢の人，④以前の妊娠で，巨大児を分娩したことのある人，⑤原因不明の習慣流早産の経験がある人，⑥原因不明の周産期死亡の経験がある人，⑦先天奇形児の分娩の経験がある人，⑧強度の尿糖陽性もしくは2回以上反復する尿糖陽性の人，⑨妊娠高血圧症候群にかかった人，⑩羊水過多症，などがあります。

以上のようなリスク要因を抱えている妊婦さんは，医療機関への定期的な受診と検査が不可欠です。病気の発症を早期に発見できれば，症状の重篤化を未然に防ぐことが可能となります。

6　妊娠糖尿病の治療

治療としては，生活習慣に気をつけることが第一ですが，それだけでは不十分なことが多いため，薬物療法に頼らざるを得ないことがあります。この場合，インスリン療法が唯一の治療法となります。自分で皮下にインスリン製剤を注射して治療を行います。経口による血糖降下薬は，胎児の奇形を誘発することが知られているため，妊娠中の経口糖尿病薬は禁忌となります。

　妊娠糖尿病および糖尿病合併妊娠の場合，母体の合併症や胎児への影響を防ぐために厳密な血糖値のコントロールが求められます。そのため，インスリン療法は，自己血糖測定を併用した，強化インスリン療法が望ましいとされています。

7　妊娠糖尿病の予防

　どのように気をつけたら妊娠糖尿病の発症を未然に防げたり，糖尿病合併妊娠の影響を少なくできるのでしょうか。妊娠糖尿病のリスク要因のある人は，積極的に妊娠糖尿病のスクリーニングを受ける必要があります。妊娠する前に異常がないかスクリーニングを受けることが最も大切なのです。糖尿病の予防と治療の基本は食事と運動ですから，異常が見つかったら少しでも早く食事指導を受け，普段の食生活を改善し，さらに日常的に運動する習慣を積極的に取り入れましょう。また，妊娠以前の日頃からの栄養バランスのとれた食生活や適度な運動が基本となることは言うまでもありません。

［4］　妊娠とメンタル障害

1　妊娠中のメンタルヘルスの問題点

　女性は思春期を過ぎると，男性とは異なり，ホルモン分泌の変化や遺伝的素因などの理由により，抑うつ状態になりやすいことが知られています。さらに妊娠時にはホルモンバランスが急激に変化し，精神状態が不安定になりやすいのです。また，自身の体内に新たな生命を現実に宿すという事実に対峙した時に期待ばかりではなく，予期せぬ事故・病気などに対する不安や警戒感などの

▷6　健常人と同等の血糖値の変動を維持するために実施されるインスリン療法です。投与するインスリン量（基礎インスリン量＋追加インスリン量）は，医師の指示のもとに患者自身や家族が，血糖値や食事量などを考慮しながら決定します。注射器を使用する注射療法とインスリンポンプと呼ばれる小型の機械にインスリン容器を装着してインスリンを投与するインスリンポンプ療法（continuous subcutaneous insulin infusion；CSII）があります。

さまざまな思いが生じやすく，これらの要因が複合的に妊娠時の精神状態に影響を与えます（第 7 章も参照）。

　妊娠期にみられるメンタル不調には，大きく「気分障害」と「神経症性障害」があります。「気分障害」には，うつ病と双極性障害，「神経症性障害」には，パニック障害，社交不安障害，全般性不安障害，強迫性障害などがあげられます。この中でも特にうつ病が重要であり，うつ病に基づく自殺企図が大きな課題としてあげられます。

2　妊娠中のうつ状態

　うつ病は，女性の 5 人に 1 人が一生の間に 1 回はかかるといわれているほど頻度の高い病気ですが，特に妊娠中や産後に多いといわれています。うつ病に陥ると，さまざまな事柄を悪く解釈する傾向になります。特に妊娠中にうつ病になると「将来の子育て」が自分にはできないと感じたり，「赤ちゃんを可愛いとは思えない」という気持ちに陥りがちになり，「自分は母親失格だ」と考えてしまいます。寝つきが悪くなったり，夜間に頻繁に目が覚めてしまうような睡眠障害や食欲低下，あるいは逆に食欲亢進などが生じます。物事を真正面から深刻にとらえすぎる傾向のある，真面目な女性ほどかかりやすいといわれています。

　最悪の状態が自殺願望をもつことです。そして実際に自殺を実行してしまうことが大きな問題ととらえられています。したがって，うつ病になったら速やかに専門の医療機関を受診し，適切な治療を受けることが重要です。

3　産後うつ

　出産を終えても抑うつ状態が継続する状態を「産後うつ」と呼んでいます。

▷7　日本産婦人科医会（2017）妊産婦メンタルヘルスケアマニュアル——産後ケアの切れ目のない支援に向けて．厚生労働省．

▷8　躁状態（あるいは軽躁状態）とうつ状態を反復する精神疾患のこと。躁うつ病ともいわれます。

▷9　原因不明の不安を突然感じ，動悸，めまい，発汗，吐き気などの症状（このような状態をパニック発作と呼びます）を呈する疾患のことです。

産後女性の10〜15％に産後うつが発症するといわれています。この病気は分娩後の情動的，身体的な要因で起こり，マタニティー・ブルーという言葉で知られています。発症の時期は産後直後に多いとされていますが，産後3か月くらいまでは慎重に対応する必要があります。

　産後うつの治療や対応には，本人の努力だけではなく，家族の支援が重要であることを十分認識しておく必要があります。

5 　妊娠中の食品や薬などにかかわる病気

1　胎児性アルコール症候群

　妊娠中に飲酒をすると，おなかの赤ちゃんに大きな悪影響を及ぼすことが古代ギリシア時代から知られていたようです。現在では，これを胎児性アルコール症候群（Fetal Alcohol Syndrome；FAS）と呼んでいます。具体的な胎児の症状は，「特徴的な顔貌」「出生時低体重・栄養とは関係ない体重減少，身長と釣り合わない低体重などの栄養障害」「出生時の頭囲が小さい，小脳低形成，難聴，直線歩行困難などの脳の障害」の3つです。これらの症状が2つ以下の場合を，胎児性アルコール効果（Fetal Alcohol Effects；FAE）と呼びます。また，妊娠中の母親のアルコール摂取による胎児の障害全体の概念として胎児性アルコール・スペクトラム障害（Fetal Alcohol Spectrum Disorders；FASD）ともいわれています（第12章も参照）。

　この病気は，発症したら治療法はありません。回避する方法は妊娠中および妊娠後の授乳期はお酒を飲まないことです。また，どのくらいまでなら飲酒可能ということもわかっていません。したがって，この時期はお酒は1滴も飲んではいけないくらいの心構えが必要です。

▷10　大岡治恵ほか（2015）妊娠中，産後期の母子愛着における母親のうつ状態の影響．精神神経学雑誌，**117**（11），887-892.

▷11　田中晴美（1984）胎児性アルコール症候群．家政学雑誌，**35**（7），47-49.

2　葉酸欠乏症

　葉酸は核酸（DNA, RNA），プリン，ピリミジンの合成などの反応における補酵素として機能するビタミンのひとつです。正常赤血球の成熟過程やアミノ酸代謝，とくにグルタミン酸生成などに関与しています。葉酸はその名が示すように，ホウレン草などの緑野菜に多く含まれていますが，肉，レバー，酵母，米などにも十分含まれています。しかし，調理や長期間保存による酸化によって壊れてしまうため，新鮮な生野菜や果物を摂取する必要があります。

　通常の食生活においては，葉酸が欠乏することはありませんが，減量を目的とした極端な食事制限をしたりすると欠乏することがあり得ます。そのような食事制限が妊娠初期に重なったりすると葉酸欠乏による胎児異常が起こってしまいます。

　妊娠初期の胎児の細胞分裂が盛んな4〜12週に葉酸欠乏が起こると，先天性疾患発症のリスクが高まります。特に，「二分脊椎症」などの神経管閉鎖障害のリスクが高まり，場合によっては脳が形成されない無脳症に至ってしまいます。無脳症の場合は，当然死産となります。

　妊娠の1か月以上前から妊娠3か月までの間に推奨される1日当たりの葉酸の摂取量は，推奨量240 μgに400 μgを付加したものになります。ホウレン草でいえば，およそ1把に相当します。

3　妊娠と栄養障害

　妊娠中の栄養状態は，母体の健康状態のみならず，胎児の成長・発達にも大きな影響を与えます。英国などの欧州を中心とした疫学研究から導き出された概念にDevelopmental Origins of Health and Disease（DOHaD）というものがあります（第11章も参照）。これはBarker仮説をもとにしたもので，胎生期か

▷12　脳や脊髄などの中枢神経系のもととなる神経管は，妊娠初期に形成されます。この時期に葉酸が欠乏すると，細胞分裂がうまくいかないため，神経管が閉鎖しなくなります。脊髄の神経組織は脊椎の骨に覆われていないため，神経組織に障害が生じ，下肢の運動や排泄機能に障害が生じます。

ら乳幼児期に至る栄養環境が成人期や老年期における生活習慣病発症リスクに影響を与えるというものです[14]。また，逆に糖尿病の母体から出生した巨大児についても，成人後に生活習慣病にかかる人が多いことも知られています[15]。

　以上のような疫学的研究の報告より，母体の適切な栄養管理が，生まれてくる子どもの健康状態に大きく影響することが予想されます。よって，妊娠時の栄養管理は，自身のためのみならず，生まれてくるわが子の一生にかかわることと心に刻み，より厳密にならなければならないのです。

4　妊娠と薬

　妊娠前には使えた薬の中には，妊娠によって使えなくなるものが出てきます。胎児への影響が心配されるため，妊娠中の薬の服用には気をつけたいものです。しかし，全く使えなくなるということではありませんから，医師とよく相談して適切な服用をしてください。不必要な服用は慎むべきです。表5-1に，催奇形性・胎児毒性を示すエビデンスが報告されている薬物をまとめてみました。この表に書かれている薬以外にも該当するものがありますので，その都度，医師に相談してください。

　薬剤の服用は，非妊娠時にも慎重であるべきですが，特に妊娠中はむやみに薬剤を使用しないことです。薬剤に関して不明なことがあれば，必ず医師に相談するか，「妊娠と薬情報センター[16]」に問い合わせるのも有効な方法のひとつでしょう。

▷13　2,500g 以下の低出生体重児は心血管障害による死亡のリスク因子であるとする概念です。

▷14　伊東宏晃（2008）胎生期から乳幼児期における栄養環境と成長後の生活習慣病発症のリスク．日本産科婦人科学会雑誌，**60**（9），N306-N313．

▷15　杉山隆（2008）合併症妊娠の管理と治療．日本産科婦人科学会雑誌，**60**（3），N35-N40．

▷16　厚生労働省が，2005年10月より国立成育医療研究センター内に設置した機関。医薬品が胎児に与える影響などの最新のエビデンスを収集・評価するとともに，その情報に基づいて，妊婦あるいは妊娠を希望している女性の相談に応じている。

表 5 - 1　人に催奇形性・胎児毒性を示す証拠が報告されている薬物

一般名または薬物群名	代表的な薬品名
アミノグリコシド系抗結核薬	カナマイシン®, ストレプトマイシン®
テトラサイクリン系抗生物質	アクロマイシン®, レダマイシン®, ミノマイシン®
アンギオテンシン変換酵素阻害剤／アンギオテンシン受容体拮抗薬	カプトリル®, レニベース®／ニューロタン®, バルサルタン®
バルプロ酸ナトリウム	デパケン®
非ステロイド系消炎鎮痛薬（インドメタシン, ジクロフェナクナトリウムなど）	インダシン®, ボルタレン®
ビタミンA（大量）	チョコラ®A
フェニトイン	アレビアチン®, ヒダントール®
フェノバルビタール	フェノバール®
メソトレキセート	リウマトレックス®
ワルファリン	ワーファリン®

出所：平松祐司（2014）妊娠と薬．アレルギー，**63**（1），6-13. をもとに筆者作成。

5　その他の妊娠にまつわる病気

　ここまで紹介してきた病気以外にも気をつけておくべき病気・病態があります。妊娠すると鉄の需要が高まりますので，しっかりと鉄を補給しないと鉄欠乏性貧血になります。また血液量が全体に増加するのですが，血球の増加よりも血漿の方が多く増加してしまうので，見かけ上，血が薄まってしまいます。これを妊娠性貧血と呼びます。また，妊娠中はプロゲステロン（黄体ホルモン）の分泌が盛んになり，このホルモンの影響で便秘傾向になります。その他，しみ，歯周病，口内炎，腰痛なども起こりやすくなります。

（学びを深めるためにおすすめの本）
鈴木明子（2018）おんなの身体論──月経・産育・暮らし．岩田書院．
　女性の身体論を，医療現場とは異なった視点から眺めた書物です。現代医学の基礎を学ん

だのちに，この本を読むと味わいの深い文章とともに女性の身体の本質をうかがい知ること
ができるでしょう。

吉田敬子ほか（2017）妊娠中から始めるメンタルヘルスケア——多職種で使う３つ
の質問票．日本評論社．

　妊娠・出産・育児におけるメンタルヘルスケアに従事する医療スタッフの視点から眺めた
書物です。質問票を活用しながら，妊娠にまつわるメンタルヘルスケアを学びます。最後に
掲載されている事例を読むことでさらなる理解が期待できます。

宮原富士子・松本佳代子（2019）ともに学ぼう，実践しよう！　"女性の健康力"
サポートブック．薬事日報社．

　多面的に女性の健康支援ができるようにまとめられた書物です。特に，妊娠や妊娠前後の
女性の身体やかかりやすい病気についてわかりやすく解説しています。本書と合わせて読む
ことで深い理解が得られます。

第6章

女性の更年期・老年期の病気

この章で学ぶポイント

●女性の更年期，老年期の病気の発症には，女性ホルモンであるエストロゲンの低下が深く関わっていることを理解する。
●女性の更年期，老年期の病気として，更年期障害，骨粗鬆症，脂質異常症，虚血性心疾患について理解する。

1 更年期障害とは何か

　日本産科婦人科学会では，更年期障害とは，「閉経の前後5年間の，更年期の期間に現れる多種多様な症状の中で，器質的変化に起因しない症状を更年期症状と呼ぶ」と定義しています。さらに「更年期症状，更年期障害の主たる原因は卵巣機能の低下であり，これに加齢に伴う身体的変化，精神的，心理的な要因，社会文化的な環境因子などが複合的に影響することにより，症状が発現すると考えられている」としています。[1]

　現在平均の閉経年齢は49.5歳といわれていますが，個人差も大きく，40代前半で閉経を迎える女性がいる反面，60歳近くまで月経が見られる女性もいます。また，月経がある時期に両側の卵巣摘出手術を受けた女性では，卵巣からの女性ホルモンの分泌がなくなるため人工的に閉経となります。その一方でたとえば子宮筋腫で子宮摘出術を受けた女性は，子宮は摘出しても卵巣は残存しているため手術後も卵巣から女性ホルモンは作られますが，月経は消失するため閉経の時期を決定するのが難しくなります。このように閉経に至るまでの年齢や状況

▷1　日本女性医学学会（編）（2014）女性医学ガイドブック――更年期医療編2014年度版．金原出版，p. 30.

はさまざまであるため，更年期障害をきたす女性は広範囲にわたるといえます。

　更年期障害の症状としてはいろいろな症状が報告されていますが，実際には１つの決定的な要因があるというよりも，さまざまな要因がからみあって発症する症候群です。よって発症した原因あるいは要因を見つけ出すことが難しいことが多くなります。さまざまな要因の中でも関与が大きい例としては，現在の職場や家庭環境，個人の性格（几帳面で真面目）などが影響しているといわれています。

　また症状は医療者から見ると不定愁訴（症状の原因となる病気が検査をしても見つからない）と思われるような症状も多く，病気の状態も受診のたびに変化したり症状の程度に違いがあったりします。よって患者さんが症状を伝えて医療者がそれを理解することはなかなか難しい場合もあり，これが診断の遅れにつながることもあります。

　更年期障害の最も特徴的な症状としては，ホットフラッシュや発汗など，エストロゲンが不足した状態から起こるものがあります。また不眠や憂うつなども，精神神経症状の代表的な症状です。しかしこれらの症状はいずれも更年期特有の症状というわけではなく，あらゆる年代で見られる症状です。こうして考えると更年期障害とされる症状は，必ずしも更年期だけに見られるということではありません。更年期に見られる状態がそれ以外の時期に現れる状態と違う点としては，更年期ではその症状の発現頻度が増えたり，あるいは症状が強く出たりすることが多いことなどがあげられると思います。ただ外来では，数十年も前から認められる症状が更年期に悪化したことでその症状は更年期障害ではないかと伝えられるケースがありますが，この場合，更年期つまり女性ホルモンの低下が症状を悪くした可能性は否定できませんが，症状の始まった時期が更年期ではないため，更年期障害より他の病気の可能性を考慮していく必要があります。

　日本における更年期障害の症状の発現頻度順では，肩こり，易疲労感，頭痛，のぼせ，腰痛，発汗の順となっています（図6-1）。一方欧米では多いとされ

▷2　同前掲▷1，pp. 34-35.

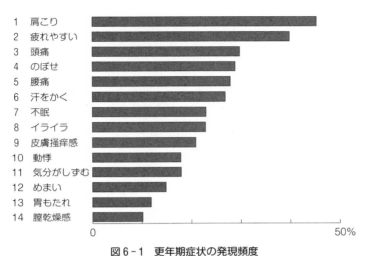

図6-1　更年期症状の発現頻度

出所：日本女性医学学会（編）（2014）女性医学ガイドブック——更年期医療編2014年度版.
　　　金原出版. をもとに作成。

るホットフラッシュ（のぼせ）はさほど多くなく，イライラや気分が沈むといった精神的症状もさほど多くありません。例としてオーストラリアと日本の女性の更年期症状の比較を行った報告では，ほてりの自覚症状の頻度ではほとんど両国で差を認めなかったものの，オーストラリアでは筋肉痛や不眠の頻度が高く，日本ではイライラや動悸が多いとの報告でした。また図6-1を見ると日本では肩こりや易疲労感，腰痛が上位に認められるのが特徴と考えられます。しかし，たとえば発汗やほてりは夏場の方が多く自覚されることやうつ症状は個人が抱えるトラブルが影響することから，症状は季節や個人の背景などに影響されることも多くあることに留意する必要があります。つまり症状の発現には女性ホルモンの低下だけではなく，その人を取り巻く社会環境や本人の性格（真面目で几帳面な人）など心理的要因も影響します。そういったことも患者さんは医療者に伝えることが大切といえます。

　更年期障害の治療として代表的な2種に，HRT と呼ばれるホルモン補充療法と，漢方療法があります。HRT は女性ホルモンそのものを補うため特にのぼせやほてりといった症状に対しては改善の効果が早く現れやすく，内服薬だ

けでなく塗り薬や貼り薬も市販されたことでより簡便に使用できるようになりました。また内服薬も以前のように高容量の女性ホルモンを含まなくなったほか，乳がんや子宮体がんの誘発リスクを減らすため女性ホルモンだけでなく同時に黄体ホルモンも併用して投与されるようになりました。よって，現在では安全に速やかに症状を改善できる薬剤として使用されています。しかし，使用を始めてから不正出血（月経時以外の出血）がみられることもあり，医師の診察を受けながら加療することが大切です。一方の漢方は，HRT よりは即効性がありませんが，使用できる人の適応範囲が HRT より制限されておらずいろいろな症状に対して改善効果が期待できること，また漢方をある程度の期間服用することによって体質改善を図れる効果が期待できること，またホルモン剤への心理的抵抗感のある人にとっては向いているといえます。両者のメリット，デメリットをよく理解したうえで，個人の希望にあった薬剤を選ぶ必要があります。

2　更年期に多い骨粗鬆症

　古くは骨折を合併したものが骨粗鬆症と認識されてきました。しかしその後，骨粗鬆症とは骨折に至るほどの骨の構造の変化をきたした状態のことであり，骨折そのものを指すことでないことがわかってきました。また骨密度測定の技術的な進歩により，骨密度測定で正確な骨量が計測できるようになりました。このような背景のなか，1991年の骨粗鬆症のコンセンサス会議で，「骨粗鬆症とは低骨量と骨組織の微細構造の異常を特徴とし，骨の脆弱性が増大し，骨折の危険性が増加する疾患である」と定義されました。この定義により，骨粗鬆症は骨折の危険性が増大した病的状態を指すようになり，この結果生じる骨折は骨粗鬆症の合併症と解釈されるようになりました。

　骨の成分は主にカルシウムで，日々新陳代謝を繰り返して新しい成分に変わっていきます。具体的には，骨の中にある骨芽細胞が骨基質を作り（骨形成），破骨細胞と呼ばれる細胞が古くなった骨基質を吸収する（骨吸収）という

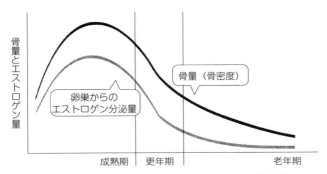

図 6-2　女性の骨量とエストロゲン分泌の年齢的変化

出所：久米美代子ほか（2005）今からわかる更年期——前向きに乗り切る幸年期
　　　こころとからだの対処法．新風社．をもとに作成。

ことを繰り返していますが，この過程でエストロゲンは骨吸収を抑制する重要
な作用があります。つまりエストロゲンは古くなった骨細胞からカルシウムが
溶け出すのを防ぐ役割があります。しかしエストロゲンが急激に減少する更年
期になると，新しい骨細胞が作られる速度より，古い骨細胞が溶け出す速度が
速くなってしまいます。そして更年期以降の老年期になると，骨芽細胞の機能
低下によって骨形成が低下することや，活性型ビタミン D の合成低下，カルシ
トニンの分泌低下が起こり血液中のカルシウムの量も減少することから，必然
的に骨量は低下します。このように骨量は20代をピークに年齢とともに減少し
ていきますが，女性では閉経してエストロゲンの分泌量が減少すると，さらに
骨量減少のスピードが増加することになります（図 6-2）[3]。よって骨粗鬆症は
圧倒的に女性に多い病気です。

　従来，骨は古い骨を溶かし壊していく骨吸収と新しい骨を作る骨形成によっ
て一定の状態に保たれており，そのバランスが崩れた状態が骨粗鬆症といわれ
てきました。つまり正常な骨では骨形成と骨吸収のバランスが保たれています
が，閉経期以降にエストロゲンが低下してくると骨形成は正常に行われるもの
の骨吸収が骨形成のスピードを上回るようになることから，これを高代謝回転

▷3　久米美代子ほか（2005）今からわかる更年期——前向きに楽しく乗り切る幸年期　こころとか
　　らだの対処法．新風舎，pp. 52-53.

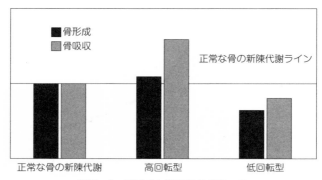

図6-3　骨形成と骨吸収のバランス

出所：久米美代子ほか（2005）今からわかる更年期——前向きに乗り切る幸年期
こころとからだの対処法．新風社．をもとに作成。

型骨粗鬆症と呼ぶようになりました。しかしその後さらに加齢が進むと，今度は骨の代謝そのものが低下するため骨形成と骨吸収がともに低下するようになり，中でも骨形成が骨吸収より低下してくることからこれを低代謝回転型骨粗鬆症と呼ぶようになりました（図6-3）。しかし，高齢女性であっても骨代謝回転の異常はエストロゲンの欠乏から持続する状態が中心であると考えられるようになったことから，最近では両者をひとつにまとめて閉経後骨粗鬆症と呼ぶようになりました。ただ閉経後骨粗鬆症は女性の骨粗鬆症の名称でありますので，男性でも性ホルモンの減少から骨粗鬆症をきたすことはあり，その場合は男性骨粗鬆症と呼んでいます（図6-4）。

　治療としては，やはり1番大切なのは食事，運動です。食事，運動に気をつけることは，骨粗鬆症をそれ以上進行させにくくしますし，若いうちから気をつければ予防にもつながります。

　食事で気をつけたいことは，カルシウムとビタミンDです。加齢に伴い消化管からのカルシウムの吸収は低下する一方で，日本人は望まれるようなカルシウム摂取量を摂取できていません（第11章参照）。特に更年期以降は意識して摂取する必要があるカルシウムの含有量と吸収率の高い牛乳，乳製品，大豆製品

▷4　同前掲▷3

▷5　同前掲▷3

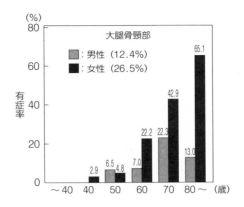

図6-4　骨粗鬆症の有病率

出所：中村耕三（2017）運動器疾患と性差. 医学のあゆ
み, **261**（4）, 330-336. をもとに作成。

の摂取を進めるとともに, 腸管からのカルシウムの吸収を促進するビタミンD
の摂取を促すことも必要です。またビタミンDは皮膚に紫外線が当たることに
よって合成されることから, 日光浴をすることも重要です。その他, 塩分過多
の場合塩分とともにカルシウムの排泄が増加してしまうので塩分の摂取量に注
意する, 多量の飲酒では肝臓でのビタミンDの活性化障害を起こしてしまいカ
ルシウムの吸収に影響を与えることがあるので節酒に努める, カフェインが尿
中のカルシウムの排泄を増加させるので多量のカフェインは注意する, 喫煙は
女性ホルモンの低下につながりそれがカルシムの排泄増加を招くので禁煙に努
める, などのことが大切といわれています。

　運動が骨量を増加させる効果があることはよく知られています。運動には,
心肺機能や運動能力（筋力, 持久力）の維持, 増進により, 肥満の防止や脳の
活性化につながるような間接的効果もたくさんあります。よって運動は更年期
の女性にとっては骨粗鬆症予防以外にも多くのメリットがあると考えられ,
個々の年齢や健康状態に応じて行うことが大切です。

　ただし食事や運動だけでは改善できない場合もあり得ますので, その場合は
薬剤による加療を行います。薬剤には, ビスホスホネート製剤（骨吸収抑制）,

活性型ビタミンＤ製剤（腸管からのカルシウム吸収促進），カルシウム活性剤，カルシトニン製剤（骨吸収抑制，骨量維持，骨代謝回転抑制作用）のほかエストロゲン，プロゲステロンを補う HRT など，さまざまな薬剤があり病気の状態や骨折歴などによってうまく使い分けていくことが大切です。

　骨粗鬆症の予防のポイントは，骨量が減少する時期になっても骨量を病的に減少させずに骨量の維持，増量に努めることです。実際骨減少にはエストロゲン欠乏のほかに，運動不足，カルシウム，ビタミンＤ不足の影響が大きいことが指摘されています。食事，運動，喫煙，飲酒などの生活週間的要因は個人の努力でかなり変化させることができますので，個人における日常生活上の自己管理への働きかけが重要となります。

　また予防には食事や運動だけではなく，検診を利用することも大切です。骨粗鬆症に対しては老人保健法改正に伴い，2008年に健康増進法に基づいて骨粗鬆症検診が実施されてから，自治体で継続して行われていますので，毎年チェックすることも有用です。

③ 脂質異常症という病気

　血清脂質（コレステロールや中性脂肪，リン脂質，遊離脂肪酸など）が異常に多い状態をいいます。現在の診断基準では，高 LDL（悪玉コレステロール）血症（第10章も参照）では LDL 140 mg/dl 以上，低 HDL（善玉コレステロール）血症では 40 mg/dl 未満，高 TG（中性脂肪）血症では 150 mg/dl 以上と定義されています。高 LDL 血症が疑われる人の年齢別の比率をみると，女性では50歳を境に比率が急増し，60歳以降は女性の方が男性を上回ります。この理由として女性では50歳の平均閉経年齢を境にしてエストロゲン値が低くなると，コレステロールの代謝が悪くなりコレステロールが蓄積しやすくなるためといわれています。そのほか血清脂質のなかで特に重要な脂質は TG で，LDL やTG の増加が脂質異常症につながるとされています。

▷6　現在は「高齢者の医療の確保に関する法律」に法律名が改称されています。

　また血清の総コレステロールレベルは冠動脈疾患発生に大きく関与しており，閉経期以降の更年期女性の脂質異常に対する対策が重要となってきます。他の危険因子（高血圧，糖尿病，喫煙，冠動脈疾患の家族歴，低 HDL コレステロール）の有無を確認し，必要ならその管理も行うことになります。治療としてはまずは食事，運動療法が基本ですが，生活習慣の見直しでも改善できなかった場合には薬物療法の適応となります。薬物療法では高 LDL 血症の場合，主に LDL 低下作用の強いスタチン系薬剤（HMG-CoA 還元型酵素阻害薬）が比較的安全で効果も高いことから用いられることが多いですが，他にエストロゲン製剤やビタミン E が使用されることもあります。

　高 TG 血症の場合は，フィブラート系薬剤や EPA 製剤や EPA/DHA 製剤がよく使われます。

4 尿失禁（尿漏れ）の悩み

　尿失禁の定義は「自分の意思とは関係なく尿が漏れてしまうこと」と定義されています。女性の発症率は多くのデータがありますが，日本では10〜40％と報告されています。年代では40〜50代にピークがあり，出産回数が多くなるほど経験率は上昇します。特に更年期以降の女性の場合は，3人に1人という高い割合で尿漏れに悩んでいるといわれています。

　更年期になると，エストロゲンやコラーゲンの分泌が減少することにより膣や尿道に流れる血液量が減少して新陳代謝が低下する，閉経後は尿道に雑菌が増えて炎症を起こしやすくなる，骨盤底を支える構造で一番上に位置する内骨盤筋膜が弱くなるといった変化が起き，尿道機能が弱くなり尿漏れを起こしやすくなります。

　尿漏れには，腹圧性尿失禁，切迫性尿失禁，混合性尿失禁の3種類があります。咳やくしゃみをした時，重いものをもった時，笑った時，スポーツをした時など腹部に力が入った時に尿が無意識に漏れてしまうことを腹圧性尿失禁と

▷7　日本泌尿器科学会ホームページ（https://www.urol.or.jp/public/symptom/04.html）より。

いいます。女性では出産，加齢，肥満，などが複合的に関与するといわれていますが，具体的には膀胱や子宮など骨盤の中の臓器を支える筋肉（骨盤底筋群の外尿道括約筋）が緩んで膀胱の位置が下がり，尿道が十分に閉まらなくなるために起こるとされています。

　膀胱に尿がたまると自制できずに尿が漏れてしまいトイレに間に合わない症状をきたすものが切迫性失禁です。尿意を感じてトイレに行きますが，間に合わずに漏らしてしまうような場合です。このタイプの尿漏れはたびたびトイレに行くことが特徴です。膀胱や尿道の筋肉や神経の働きが弱っていたり，膀胱容量が低下していたり，膀胱に異常がなくても腹圧性尿失禁と同じように内臓が下がることで生じることもあります。

　混合性尿失禁は腹圧性尿失禁と切迫性尿失禁が同時に見られるタイプのものです。

　いずれの尿漏れの場合でもその治療は，まずは骨盤底筋の訓練によって膀胱や尿道を支える筋肉の力を強化することが大切です。骨盤底筋トレーニングはお腹の筋肉には力を入れずに肛門，膣，尿道をしめる体操のことで，骨盤底筋肉を鍛える運動です。トレーニングの方法は，息を吸いながら肛門を締めそのまま３から５つ数えたら，その後息を吐いて全身の力を抜くという動作です。この動作を５分ぐらい続け，それを毎日継続するとよいとされています。それでも改善が乏しい場合は，薬物による治療があります。

　女性では妊娠，分娩に伴う骨盤底筋群への負荷は明らかに尿失禁の要因となっており，妊産褥期を対象時期とした尿失禁予防対策が将来の女性の QOL（Quality of life：生活の質）にかかわるともいえます。尿失禁の自覚があった時にこの骨盤底筋トレーニングを知っているかどうかも，予防進展を防ぐ上では重要なことであるといえます。

5　過活動膀胱という症状

　膀胱が過敏になっており尿が十分に溜まっていないうちに尿意切迫感（急に

起こる抑えきれない強い尿意）がみられる状態で，頻尿になったりトイレに間に合わず尿が漏れたりします。女性では骨盤底筋の障害や子宮筋腫など他の病気が原因で生じる場合もありますが，原因不明のものが最も多いとされています。女性では10人に1人が症状を経験しているのではないかといわれています。治療は薬物療法が一般的ですが，骨盤底筋トレーニングのほか膀胱トレーニング（尿が膀胱にある程度たまるまで我慢して，膀胱の容量を大きくするようにする）も有効といわれています。具体的には膀胱トレーニングは尿意を感じてから5分を目安に我慢できる範囲から始め，尿意が強くなってもあせらずに深呼吸して尿意が収まるのを待ちます。尿意も我慢しているとだんだん収まり安定するようになります。5分我慢できたらさらに少しずつ時間をのばしていきます。

6 虚血性心疾患の危険性

欧米において，女性の死因の第1位は虚血性心疾患です。わが国では，欧米に比べて虚血性心疾患の罹患率は低く，女性の死亡率は男性に比べて低くなっています。しかし虚血性心疾患の発症率は，男性では明らかな経年変化を認めないのに対し女性では増加傾向にあります。

虚血性心疾患とは，心筋への酸素の供給が不足することによって心筋の虚血（血液の流れが少なくなること）が生じ，急性ないしは慢性の心筋障害を呈する病態を指します。虚血性心疾患の原因には冠動脈（心臓に栄養を送っている血管）の動脈硬化による器質的変化や冠動脈の攣縮^{▷8}があり，代表的なものに狭心症と心筋梗塞があります。

女性においては，エストロゲンの動脈硬化抑制作用により動脈硬化の発症や進展が男性よりも遅くなるとされることから，女性の心筋梗塞の発症や死亡率は男性より約10年程度遅れることがわかっています。

女性では月経があるうちは，月経周期と狭心症の発症に関連があるといわれています。狭心症の中でも冠攣縮性狭心症と呼ばれる冠動脈の攣縮によって虚

▷8　けいれんを起こして急に縮んでしまうことです。

血が生じる病気の症状は，月経周期内の内因性エストロゲンと密接に関係する
といわれており，発作頻度は黄体末期から月経にかけて増加し卵胞期にかけて
減少することが多いです。つまり，黄体末期から月経終了の頃までは月経周期
の中でエストロゲンが低下もしくは低下した状態が継続する時期であり症状が
出やすいのですが，卵胞期は排卵期に向かってエストロゲンが増加する時期で
あるため症状が出にくい，ということになります。このことはエストロゲンが
冠動脈に作用して，攣縮を抑制しているということにつながります。

　冠動脈危険因子と呼ばれる，冠動脈の血管が硬くなり柔軟性がなくなった状
態となる冠動脈の動脈硬化の危険因子には，高血圧，脂質異常症，喫煙，糖尿
病，肥満，ストレスなどがあげられます。わたしたちの国では冠動脈病変にな
りやすい因子は，男性では高血圧，喫煙，糖尿病の順に多くなっていますが，
女性では喫煙が最も高くその後糖尿病，高血圧の順で高くなっています。

　一般に虚血性心疾患の症状は，胸が圧迫される，締めつけられるなどと表現
されることが多いですが，女性ではヒリヒリする，ズキズキするというような
訴えも多くあります。症状の発現する場所としては，男性は胸部の症状がほと
んどですが女性では首（頸部），肩，背部（背中），顎などに症状を訴えること
も多く，これらは非典型的症状と呼ばれ女性に特徴的です。この非典型的症状
は，病気の原因部位と全く離れたところに現れる痛みであることから別名で放
散痛とも呼ばれますが，女性の虚血性心疾患はこの放散痛で気づかれることが
多くあります。

　治療は病気によって異なりますが，一般に労作性狭心症や心筋梗塞では心臓
カテーテルを用いて冠動脈を治療することが多く，冠攣縮性狭心症の場合は内
服によることが多くなります。

　予後としては，女性は一度心筋梗塞を発症すると心原性ショックやうっ血性
心不全などを伴い，重症化しやすく院内死亡率も高いことが知られています。
よって冠動脈危険因子と呼ばれる因子をしっかりと管理しておくことが重要で
す。

⎡7⎤　その他の病気

1　微小血管狭心症

更年期以降，急速に上昇する女性に多い病気です（第10章参照）。

2　婦人科系のがん，乳がん

婦人科系がん（子宮がん，卵巣がん）などは，更年期前から更年期にかけて増えてくる代表的な病気です。

子宮にできるがんは，子宮の入り口の子宮頸部にできる子宮頸がんと，子宮の奥の子宮体部の子宮内膜にできる子宮体がんがあります。子宮頸がんは更年期以降でも発症しますが，主に性交によって感染するヒトパピローマウイルスの感染が原因で生じるため，20代後半以降から発症が見られます。それに対して子宮体癌の好発年齢は50代であり患者の約75％は閉経後の婦人です[9]。

子宮体がんを生じやすい危険因子は，未婚，不妊，初任年齢が高い，妊娠や出産回数が少ない，乳がんの既往があるなどのほか，糖尿病，肥満や高血圧の合併が多いことがあげられます[10]。

子宮体がんには2つのタイプがあり，1型はプロゲステロンの拮抗を受けずにエストロゲンが持続的に高くなり子宮内膜を刺激することで子宮内膜増殖症が生じ，そこからがんが発症するタイプです。予後は比較的よいとされ，肥満，糖尿病，高血圧などを合併することが多く2型に比べ若い世代に多いとされています。一方2型では，エストロゲンとは無関係に閉経後に発症することが多く，1型に比べ高齢者に多いことやがん組織の種類から予後も不良であることが多いとされています。子宮体がんの症状は不正出血で気がつくことが多いと

▷9　同前掲▷1

▷10　野田起一郎ほか（1983）子宮体がんの患者対象（Case control 研究）——日本婦人における高危険因子の検討．癌の臨床，**29**（15），1733-1739.

されています。また治療は手術が基本となります。

　卵巣にできるがん，卵巣がんは40〜59歳に多く中高年に多い病気です。卵巣がんは肥満が危険因子です。卵巣がんは一般的には無症状のことが多くなっています。治療の基本は手術後に抗がん剤治療（化学療法）を行うことです。

　乳がんについては，第8章を参照してください。

3　うつ病

　閉経期周辺ではうつ病の既往歴がある女性でもない女性でも，うつ病のリスクが増大する時期です。症状としては，抑うつ気分，気力の低下，思考制止が主要な症状ですが，その他にも自律神経失調症状や筋緊張亢進症状が加わります。

　また更年期の女性では，入眠困難，中途覚醒などの睡眠障害が約半数に認められるという報告があり，この睡眠障害がうつ病発症の危険因子といわれている側面もあります（第10章参照）。

4　認知症

　認知症とは，認知機能の低下や物忘れにより日常生活に支障をきたしている脳の機能障害です。原因としては，脳の神経細胞が変性して起きる疾患では，たとえばアルツハイマー型認知症やレビー小体型認知症などがあります。それに対して何らかの病気や外傷が原因となって認知症になる2次性認知症があり，その中では特に脳血管の障害から生じる脳血管性認知症の頻度が多くなっています。いわゆる記憶力低下である物忘れを訴える頻度は，40代後半から50代後半にかけての年代が多くなっていてまさに更年期世代と言えますが，認知症はやはり老年期に多く，特にアルツハイマー型認知症では女性の発症率が高くなっています。治療ですが，認知症に対してはまだ確立された治療法があるとは言えない状況で予防（運動や生活習慣病対策）が大切と考えられます。

▷11　榎本隆之（2016）婦人科腫瘍委員会報告　2016年度患者年報告．日本産科婦人科学会雑誌，**68**，1155-1222.

(学びを深めるためにおすすめの本)

太田博明編（2016）女性医療のすべて．メディカルレビュー社．

　　女性のライフステージ別に注目すべき病気について解説している本です。更年期から老年期に至る女性の疾患についても最新の情報に基づきまとまって書かれています。

最新女性医療（2014）Vol. 1 No 1 女性医療について．フジメディカル出版．

　　女性に特有な疾患を更年期から老年期まで取り扱う女性医学のテーマ毎の季刊雑誌です。創刊号は総論的な内容がまとまっています。

第7章

女性のメンタル疾患

この章で学ぶポイント
――――――――――――――――――――――――――――――

● 女性のライフコースおよびライフイベントを考えると，女性特有のストレス因子がある。同じストレス因子でも，ストレス感受性，耐性，反応性には個人差があり，精神障害の発症にも個人差があることを学ぶ。
● 女性が男性よりも起こりやすい精神疾患には，どのようなものがあるのか学ぶ。

1 こころについて

「こころ」とは何でしょうか？　歴史的にみてみると，紆余曲折しながらも真剣に考えられてきて，それが医学の進歩にも影響していることがわかります。

古代ギリシアのヒポクラテスは，病気には身体と精神の両方の症状をもっており，病気があることにより心（または意識）が違う反応を起こしていると観察しました。20世紀以降の西洋医学の考え方と同じです。現代医学では，たとえば消化性潰瘍，気管支喘息，アトピー性皮膚炎などは心理的要因が深く結びついており，病気自体の治療と共に心身医学的な取り組みもされています。ところが，ヒポクラテスの後プラトンやその弟子アリストテレス等の哲学者は霊魂論を唱え，魂や精神を重視して身体を第二義的に扱う古代ギリシャ哲学の霊魂観が形成されました。フランスの数学者デカルトは，プラトンやアリストテレスの心身二元論を発展させました。デカルトの哲学は，人体解剖をしても魂は傷つかないというキリスト教会の見解にも大きな影響を及ぼし，解剖学や人体構造を重視した20世紀半ばまでの西洋医学の発展に大きく寄与しました。一方，身体的な問題が精神や感情の動きに左右されストレス現象が医学的に大きな影響を与えるという発想はむしろタブーとされました。

　東洋医学は心身を全体的，統合的に病気を見る傾向があり，中国やインドの考え方に代表されます。日本では，「病は気から」という言葉で代表されるように，心のありようが身体に現れると捉える伝統があります。

　このような変遷を経て，今メンタルヘルスを考える時，体に現れる反応と精神的な状態は密接な関係があると考え，ストレスの体への影響が注目されています。第4章でも示しましたが，女性には特有のストレスがあり，それに伴い精神的な病気を生じやすいということがいえます。女性には多くのストレス因子があるということですが，そのストレスですべての人が病気になるわけではありません。ストレスに対する感受性，耐性，反応性には個人差があります。ストレスに対して病気になりにくい状態に自分がなるように，日頃から備えておくことが理想です。そのためには，まず起こり得るストレスを予測することと，そのストレスから起こる可能性がある精神的な障害を知り，ストレスに対する耐性を強化しておくことです。ここでは，女性に起こりやすい精神病について簡単に解説します。

2　うつ病／大うつ病性障害

　抑うつ気分，あるいは興味や喜びの著しい減退を含む5つ以上の症状がほとんど1日中，ほとんど毎日あり，2週間にわたっていて症状が重く，いつもの日常生活が送れない状態です（表7-1）。

　男性3〜6％，女性7〜11％と，女性に2倍多く発症します。アメリカで行われたマルカスらによる前方視的な大規模な臨床研究（2008年）において，うつ病で受信する女性は男性と比べて重症度が高く，特に過食や体重増加，過眠，対人問題，消化器症状が目立つことが報告されています[1]。女性のうつ病においては男性と比べ，不安障害，過食，身体化障害，自殺企図を伴いやすいとの指

▷1　Marcus, S., Kerber, K., Rush, A. et al. (2008) Sex differences in depression symptoms in treatment-seeking adults : confirmatory analyses from the Sequenced Treatment Alternatives to Relieve Depression study. *Compr Psychiatry*, **49** (3), 238-246.

表7-1　うつ病の症状

ほとんど1日中毎日抑うつ気分
興味，喜びの著しい減退
体重減少か増加，または食欲減退か増加
不眠または過眠
精神運動焦燥または制止（ほかの人から見ても，落ち着きがない，または動作がのろい状態）
疲労感または気力の減退
無価値感または罪責感
思考力や集中力の減退または決断困難
自殺念慮など

出所：筆者作成。

摘があります。しかし，DSM-5精神疾患の診断・統計マニュアルの解説では，女性のうつ病は多い事は認められているけれど，症状や経過，及び治療への反応において，性差は明らかでないとしています。なお，思春期及び閉経後においては発生頻度に男女差はありません。治療は，休養，精神療法（支持的な療法，認知行動療法など），薬物療法などがあります。

　出産をきっかけに気分が落ち込んだり，逆に興奮状態になったりすることがあります。マタニティー・ブルーと産褥うつ病です。マタニティー・ブルーは，日本人では約10%にみられ，産後の育児不安に伴う反応といわれています。産後10日以内に症状が出て数日でなくなるもので，病的なものではありません。症状は，疲労感，食欲不振，涙もろさ，不安感，頭痛，不眠，イライラ，混乱，集中力の欠如などです。一方，産褥うつ病は，産後1～2か月の間に徐々に元気がなくなり，家事や育児をやりたくなくなり，非常に気分が落ち込みます。育児ノイローゼとも言います。育児に対する過度の不安，母親としての無力感，孤独感，家族との人間関係の葛藤と育児による疲労が重なり気持ちが不安定になるためといわれています。育児に慣れてくる，また家族の協力が得られるなどにより徐々に回復しますが，うまくいかないと精神障害発症や子どもへの虐待へ至ることもあります。

　更年期にもうつ病が発症しやすく「更年期うつ病」といいます。50歳ごろになると更年期障害の症状，寒気，冷え，のぼせ，動機，頭痛，しびれ，吐き気，

下痢，便秘，めまいなどの不定愁訴^{▷2}が出てきますが，これにうつ状態が伴うことがあります。ホルモンのバランスが崩れることによって起こるともいわれていますが，まだその原因はわかっていません。上記更年期障害の症状は，うつ病の症状によく似ています。更年期障害の症状だと思い込んで，体の不調に気を取られ，うつ病であることに気づくのが遅れてしまうことがあります。これを「仮面うつ病」といいます。意欲がわかない，何をするのもおっくうといった精神面の症状を伴っている場合は「うつ病」を疑い，うつ病の治療を行うことが大切です。

3 不安症群／不安障害群

　過剰な恐怖および不安と，それに関連してとる行動が日常生活において障害となります。恐怖は，現実の，または切迫していると感じる脅威に対する情動反応であり，不安は，将来の脅威に対する予期です。恐怖または不安レベルは，様々な形で起こる回避行動によって軽減されることがあります。

1　パニック症／パニック障害

　予期せぬ状態で突然に起こる激しい恐怖または強烈な不快感の高まりをパニック発作と呼びます。このパニック発作が繰り返してみられる病態のことをいいます。パニック発作が起こることに関する予期不安またはそれに関連した回避行動が1か月以上続いている場合をいいます。症状は表7-2のパニック発作にまとめました。女性では，パニック発作を恐れる傾向が強いですが，男性では不安の社会的結末をより恐れる傾向があります。パニック症の有病率は，女性で2～3倍高いといわれています。治療は，薬物療法，精神療法などです。

▷2　特定の病気を意味するものではありません。「なんとなく体調が悪い」，「頭が痛い」，「お腹が痛い」，「食欲がない」などを訴えるのですが，病院で検査をしても病気を特定できず，明確な診断がつけられないものをいいます。

表7-2　パニック発作

動機，心悸亢進（心臓の鼓動が早く強くなる状態），または心拍数の増加
発汗
身震いまたは震え
息切れ感または息苦しさ
窒息感
胸痛または胸部の不快感
嘔気または腹部の不快感
めまい感，ふらつき感，頭が軽くなる感じ，または気が遠くなる感じ
寒気または熱感
異常感覚
現実感消失
抑制力を失う事に対する恐怖
死ぬことへの恐怖

注：突然起こって数分以内でピークに達し，10〜20分持続する。上記のうち4つを伴う。
出所：筆者作成。

2　全般性不安症/全般性不安障害

　持続的で，多くの出来事や活動に関する不合理で過剰な心配ないし不安が，緊張感や易疲労性，集中困難，筋肉の緊張，睡眠困難などを伴って6か月以上にわたって続くものをいいます。日常生活における重大な機能障害を引き起こします。パニック発作を伴わず，持続する不安感を主な症状とします。ひとつの心配が解決すると新たな心配事が生じるというように，心配事の焦点が経過の中で移り変わることがよくみられます。症状は表7-3の通りで，そのうち3つ以上がみられれば診断されます。生涯有病率は女性6.6%，男性3.6%で，平均発症年齢は男女ともに32歳です。

3　社交不安障害

　社交場面や他者の注目を浴びる可能性のある状況における著しい恐怖または不安により特徴づけられ，それが臨床的に意味のある苦痛や生活における機能の障害を引き起こしているものをいいます。症状は，女性で恐怖を感じるのは，面接，権威者との会話，会合で発言，人前での飲食，受験などです。男性では，

表 7 - 3　全般性不安障害の症状

落ち着きのなさ，緊張感，神経の高ぶり
易疲労感
集中困難またはこころが空白になる
易怒性
筋緊張
睡眠困難

注：上記のうち 3 つの症状を伴う。
出所：筆者作成。

デートを恐れることが多く，孤立，別離，離婚をしている場合が多いです。女性では，気分障害やその他の不安障害のような内在化障害を伴いやすいです。男性に比べ女性では，一致して対人的場面で感じる緊張や恐怖により過敏で，社交的拒絶を恐れる傾向が強い一方，男性では対人的場面での成否によってもたらされる結果への心配や不安により強く反応します。

［4］　摂食障害 [3]

1　神経性やせ症／神経性無食欲症

必要量と比べてカロリー摂取を制限し，年齢，性別，成長曲線，身体的健康状態に対する優位に低い体重に至ります。それにもかかわらず，体重増加または肥満になることに対する強い恐怖，または体重増加を妨げる持続した行動があります。自分の体重または体型の体験の仕方における障害（体重減少は自己鍛錬の表れであり，体重増加は自己管理の失敗と理解される），自己評価に対する体重や体型の不相応な影響，または現在の体重の深刻さに対する認識の持続的欠如があります。

軽度：BMI[4] $\geqq$ 17 kg/m^2

中等度：BMI16〜16.99 kg/m^2

▷3　第11章も参照してください。

▷4　BMI：Body Mass Index の略。体格指数とも呼ばれます。

重度：BMI15〜15.99 kg/m^2

最重度：BMI＜15 kg/m^2

2　神経性過食症/神経性大食症

　大量の食べ物を一度に食べるという過食エピソードが何度もあり，体重の増加を防ぐために，次にあげるような不適切な行動を繰り返します。不適切な行動とは，たとえば，自己誘発性嘔吐，緩下剤，利尿剤，その他の医療品の乱用，絶食，過剰な運動などです。過食と不適切な行動がともに平均して3か月にわたって少なくとも週1回は起こっています。たくさん食べてしまうと自己嫌悪になり，体重が増えると自己評価が下がります。体型や体重が変わらないこと，あるいは体重が減ることで安心します。このように，自己評価が体型及び体重の影響を過度に受けています。その障害は，神経性やせ症のエピソードの期間にも起こることがあります。

3　過食性障害

　下記に5つの食べ過ぎになる可能性がある食事のとり方を示しました。5つのうち3つまたはそれ以上当てはまる場合に過食性障害を疑います。

　①通常よりずっと早く食べる。

　②苦しいくらい満腹になるまで食べる。

　③身体的に空腹を感じていない時に大量の食物を食べる。

　④自分がどんなに多く食べているか恥ずかしく感じるため，ひとりで食べる。

　⑤後になって，自己嫌悪，抑うつ気分，または強い罪責感を感じる。

　過食に関して明らかな苦痛が存在し，平均して3か月間にわたって少なくとも週1回は生じています。その過食は，神経性過食症の場合のように反復する不適切な代償行動とは関係せず，神経性過食症または神経性やせ症の経過の期間のみに起こるのではありません。

4　摂食障害の発症要因

　文化・社会的要因としては，やせ願望と肥満恐怖，女性の生き方の多様性が
あげられます。日本では伝統的な性の役割分担があり，自己実現と実際の生活
でのギャップが大きなストレスとなっているのです。心理的要因としては，自
己評価の低さや性格傾向，認知の歪みや身体像の障害，家族関係や養育環境が
あげられます。自己評価としては，自分を無価値と思うことや人に認められた
い心理が体重や体型をコントロールすることによって代償されます。また，自
分のやせすぎている身体像を認められず，しばしば「もっと痩せた方がよい体
型だ」と思いこんでしまうことがあります。さらに，家族間の境界が曖昧で密
着しすぎる，過保護，お互いに異なる意見を持っているが言わないという家庭
環境，加えて両親の関係には葛藤があるのですが，子どもの症状に注目する事
でその葛藤を回避し表面上安定を保とうとします。両親の間の葛藤に子どもを
巻き込まないこと（葛藤回避）が両親の関係を保つのに役立っている場合，子
どもの症状は長引くといわれています。生物学的要因としては，遺伝素因のも
のと，視床下部―下垂体―性腺系，甲状腺系，副腎系の機能異常があります。
視床下部および下垂体は，ホルモン分泌の中枢であり（第1章の図1-1参照），
やせすぎるとこの中枢に影響が及び，性腺系，甲状腺系，副腎系などの機能異
常が起こります。具体的には，無月経，疲労倦怠感，抑うつ気分などが生じま
す。

5　治療

　薬剤や精神療法など個々の事例の特性を生かして組み合わせて行われますが，
病識に乏しく食行動が嗜癖的であり容易ではありません。治療目標は，神経性
やせ症では，低体重から少なくとも標準体重の下限まで回復させることです。
まずは，身体合併症の治療を行い，バランスのよい食事の取り方を再獲得し，
自己評価を高め「私は私，これで OK」という感覚を獲得すること，そして健
康的なストレス対処法を身につけ，年代に合った社会生活が維持できることが

最終目標です。

　厚生労働省によれば，神経性やせ症の予後は軽度で一過性のこともありますが，初診後 4 〜10年後47％は回復，10％は部分回復，36％は慢性化，死亡 7 ％とのデータもあります。神経性やせ症の排泄型（おう吐や下痢を伴う）の場合，5 年後の死亡率は15％です。神経性過食症の予後は，12年後50％回復，30％再発，20％不変もしくは悪化，死亡率0.04％というデータがあります。死因は，自殺，急性膵炎，電解質異常による心不全です。

（学びを深めるためにおすすめの本）

髙橋三郎・大野裕（監訳）（2014）DSM-5 精神疾患の診断・統計マニュアル．医学書院．

　アメリカの精神疾患診断マニュアル DSM-5 の日本語版ですが，具体的でわかりやすい解説です。

春日武彦（2011）援助者必携　はじめての精神科．医学書院．

　精神科の病気は理解が難しいですが，とてもわかりやすく解説してあり，読みやすい本です。題名の通り，初めて精神医学に関する本を読む人にはおすすめです。

▷5　厚生労働省　知ることから始めよう　みんなのメンタルヘルス．

第 8 章

女性に多い "がん"

この章で学ぶポイント

●女性に多いがんにはどのような種類があるのか理解する。
●がんの予防や治療法について理解する。

1   日本人の死因は？

1981年以来日本における死因の第1位は悪性新生物，いわゆる「がん」です[1]。2018年度は，約3.6人に1人が「がん」で死亡した計算になります。

悪性新生物の部位別に死亡数を見ると，男性は第1位が「肺がん」で（1993年以降第1位），第2位が「胃がん」，第3位の「大腸がん」です。女性の第1位は「大腸がん」で，第2位は「肺がん」，第3位は「膵臓がん」です（表8-1）。

悪性新生物の部位別罹患率を見ると，男性は第1位が「胃がん」で，第2位が「肺がん」，第3位の「大腸がん」です。女性の第1位は「乳がん」で，第2位は「大腸がん」，第3位は「胃がん」です（表8-2）。

1   がんとは？

がんとは，悪性腫瘍全体をさす言葉です。悪性腫瘍には，勝手に細胞が増え続けて，浸潤や転移を繰り返して全身に広がっていき，正常な組織から栄養を奪うという特徴があります。悪性腫瘍の発生する部位は大きく3つ（造血器，上皮細胞，非上皮細胞）あります。血液を作ることに関係する骨髄やリンパ節を造血器と呼びます。具体的には，白血病，リンパ腫，骨髄腫などが含まれま

▷1   厚生労働省（2019）国民衛生の動向，p.62.

表8-1　2017年の悪性新生物　部位別死亡数が多い順番

	1位	2位	3位	4位	5位
男	肺	胃	大腸	肝臓	膵臓
女	大腸	肺	膵臓	胃	乳房
男女合計	肺	大腸	胃	膵臓	肝臓

出所：国立がん研究センターがん情報サービス　がん登録・統計　最新がん統計．をもとに作成。

表8-2　2014年の悪性新生物　部位別罹患率が多い順番

	1位	2位	3位	4位	5位
男	胃	肺	大腸	前立腺	肝臓
女	乳腺	大腸	胃	肺	子宮
男女合計	大腸	胃	肺	乳房	前立腺

出所：国立がん研究センターがん情報サービス　がん登録・統計　最新がん統計．をもとに作成。

す。臓器の上皮を構成している細胞を上皮細胞といい，この部位から発生する悪性腫瘍を「癌腫」といいます。胃がん，大腸がん，乳がん，子宮がん等が含まれます。骨や筋肉などは非上皮細胞から構成されていて，ここから発生する悪性腫瘍を「肉腫」と呼びます。骨肉腫，脂肪肉腫，平滑筋肉腫等が含まれます。

2　がん罹患率，がん死亡数

　1年間で，人口10万人あたり何人ががんにかかったかを表しているのが罹患率です。人口10万人あたり何人ががんで死亡したのかを表しているのが死亡数です。

　日本人女性のがん罹患率1位は「乳がん」であり，死亡数1位は「大腸がん」です。従って，この2つのがんについて，特に理解を深めることは重要なので次に解説します。

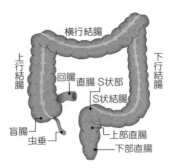

図 8-1　大腸の区分

出所：杉原健一（2016）もっと知ってほ
しい大腸がんのこと．キャンサーネッ
トジャパン．をもとに作成。

［2］　大腸がん

　大腸は右下腹部の「盲腸」から始まって，右上腹部に向かう「上行結腸」，
右上腹部から左上腹部に向かう「横行結腸」，左上腹部から左下腹部に向かう
「下行結腸」，左下腹部から S 字カーブの形の「S 状結腸」，大腸の最後で S 状
結腸から肛門までの部分を「直腸」と呼びます（図 8-1）。

1　発生と広がり

　大腸がんの多くは「腺腫」と呼ばれる良性腫瘍から発生します。「腺腫」の
多くはポリープと呼ばれる腸管の内側に盛り上がった形をしています（腺腫─
癌関連）。また，大腸がんの一部は，「腺腫」を経ないで正常な部分からいきな
り発生してくるものもあります（de novo 癌；デノボ癌）。平べったい形をし
ているので，ポリープに比べて早期発見がしにくいという特徴があります（図
8-2）。

　大腸がんが最も多く発生するのは，直腸と S 状結腸です。次に上行結腸に多
く発生します。大腸がんは，大腸の粘膜から発生して，次第に深く侵入します。
進行するとリンパ管と呼ばれる部位に癌細胞が入り込んで，全身のリンパ節に

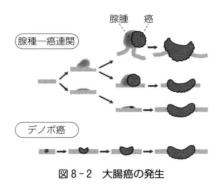

図 8-2　大腸癌の発生
出所：大腸癌研究会（2019）大腸癌治療ガイドライ
ン．金原出版．をもとに作成。

転移を起こします。これをリンパ行性転移といいます。また癌細胞が血管に入
り込んで肝臓や肺に転移する場合（血行性転移）があります。これを遠隔転移
といいます。

　大腸がんを患う日本人は，年齢は男女とも50代から増え始めて高齢になるに
比例して増えます。男女比は，男性：女性が1.6：1と男性に多く発生します。
日本はもともと大腸がんが少ない国だったのですが，第二次世界大戦以降食生
活が変わり，肉食が中心（いわゆる欧米型）になって増加していると考えられ
ています。

2　症状と診断・検査

　早期の状態では症状がないことや，気がつかない程度のことがありますが，
進行するにつれて，血便，便秘や下痢等の便通異常，腹痛，腹部膨満，貧血な
どが現れます。特に血便は，頻度の高い直腸がんやＳ状結腸がんに多い症状で
す。

　健康診断等でスクリーニング検査として最も有用なのが，便潜血反応検査で
す。この検査は便に混じった微量の血液を検出します。陽性であった場合は，
精密検査に進みます。精密検査として，以前は注腸検査（大腸にバリウムを入
れてＸ線撮影を行うもの）も行われましたが，現在一般的な精密検査は大腸内

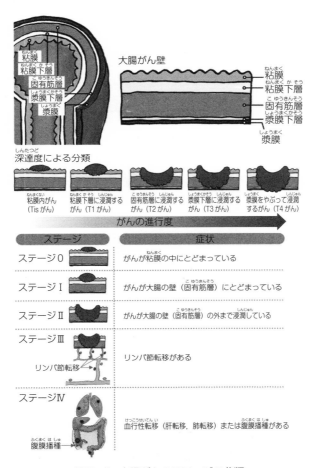

図8-3　大腸がんのステージの分類

出所：大腸癌研究会ホームページをもとに作成。

視鏡検査です。大腸の粘膜面を直接観察して，異常があれば生検（組織の一部
を採取する方法）も可能です。腫瘍ががんか否かは，採取した組織を専門医が
判定します。

　「がん」と診断された際には，その他に病巣の広がりや転移の状態を確認す
る必要があります。胸部X線検査，CT 検査，場合によっては MRI 検査が行

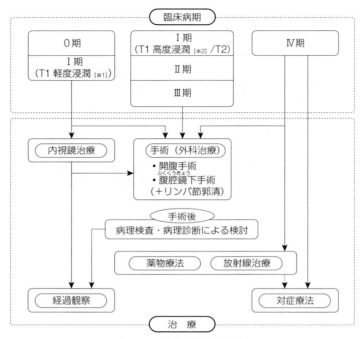

図8-4　臨床病期と治療法

注1：軽度浸潤：粘膜下層に1mm 未満で広がっていること。
注2：高度浸潤：粘膜下層に1mm 以上で広がっていること。
出所：大腸癌研究会（2019）大腸癌治療ガイドライン．金原出版．をもとに作成。

われます。

　大腸がんの進行度は，日本ではステージ分類（0〜Ⅳ）で表すことが多いで
す（図8-3）。がんが進行している大腸の壁の深さと，リンパ節転移の有無と
程度，遠隔転移の有無で決定します。

3　治療法

　ステージ（病期）によって治療方法は決まります（図8-4）。早期がんの中
には，内視鏡治療で治療が完了するものがあります。外科手術には3つの方法
があります。近年，最も多く行われているのが腹腔鏡手術です。以前は開腹手
術が一般的でしたが，患者さんの負担が少なく回復が早い腹腔鏡手術が多く行

われています。両手術とも，がんのある大腸と一緒に近くのリンパ節を切除して，腸と腸をつなぎ合わせます。その他に，局所手術があります。肛門の近くに発生した直腸がんでリンパ節転移のないものに行われます。がんのみを切除する方法です。

　以前，大腸がんの治療として行われていた開腹手術は通常，腹部を 15 cm 以上縦に切開して行われていました。術後の回復に時間がかかるので退院までの時間が腹腔鏡手術に比べて長くかかりました。腹腔鏡手術は，手術器具を挿入する数センチメートルの穴を数か所開けて，切除した大腸を外に取り出すための小さな切開をするだけで済みます。

　手術が終われば，がんの治療が終了したわけではありません。病巣をすべて取り除いて取り残しはないように考えられても，再発が起こる場合があるからです。再発が早い段階で発見されれば，治療方法の選択肢が増えます。がんの完治の目安として，治療後 5 年間再発や転移がなく経過することが考えられます。5 年後以降に再発する場合もありますが，その頻度は少なくなります。

［3］　乳がん

　日本では，乳がんを患う人が急増しています。2014年に新たに乳がんに罹患した人は76,257人で，女性のがん罹患者数第 1 位です[2]。日本は，欧米に比べると罹患者数まだ 1/3 程度ですが，欧米では乳がんの死亡率は減少しています（図 8 - 5）。この理由として，マンモグラフィ検診による早期発見と再発予防のために薬物療法を徹底していることが考えられます。乳がんの罹患を年代別に見ますと，日本では40代にそのピークがあります[3]。閉経後に罹患の多い欧米とは異なります。

▷2　国立がん研究センターがん情報サービス　がん登録・統計　最新がん統計.
▷3　国立がん研究センターがん情報サービス　がん登録・統計　最新がん統計.

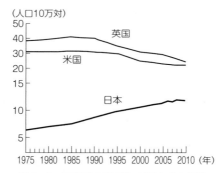

図8-5　日米英の乳がんの死亡率の推移

注：英国は Cancer Research UK，米国は Surveillance
　　Research Program, NCI，日本は厚生労働省（2010
　　年人口動態統計確定数）による。
出所：J. POSH（日本乳がんピンクリボン運動）乳が
　　んについて．をもとに作成。

1　発症リスク

　乳がんの発生には女性ホルモンのひとつであるエストロゲンが関係していま
す。従って，エストロゲンにさらされる期間が長いと，乳がんにかかるリスク
が高くなると考えられています。具体的には，初潮が早い，閉経が遅い，初産
年齢が遅い，高齢で未産等になります。

　閉経後の女性は，脂肪組織でエストロゲンが作られていますので，肥満や高
脂肪食もリスクを高めます。近年，日本で乳がんが増えている背景として，女
性の社会進出増加などのライフスタイルや食生活の欧米化が影響していると考
えられています。

　遺伝性の乳がん（親から子どもに乳がんの遺伝子が引き継がれる）は，全体の
５〜10％と考えられていますが，家族や親せきに乳がんを患った人が多い場合
は，そうでない人よりも若いうちから検診を受ける等，自分で関心をもつよう
にする方がよいでしょう。

　乳腺は，主にミルクを作る小葉と呼ばれる組織と，作られたミルクを乳頭ま
で運ぶ管である乳管から成り立っています。小葉と乳管は腺葉というぶどうの

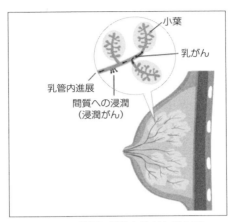

小葉

乳がん

乳管内進展
間質への浸潤
（浸潤がん）

図8-6　乳房の構造と乳がん発生図

出所：日本乳癌学会（2016）患者さんのための乳がん診療
ガイドライン．金原出版．をもとに作成。

房のような形の単位を作っています。腺葉が，10〜15個集まってひとつの乳腺となります。乳がんの発育には2つのパターンがあります。1つは乳管内進展といって，乳管の壁からがんが発生して乳管の中を広がります。腺葉に沿って進むので扇状に広がることが多いです。2つめは浸潤といって，乳管の壁を越えて乳管の外（間質）に広がります（図8-6）。浸潤があると，触診で腫瘤として触れやすい特徴があります。

2　乳がんの種類

　乳がんには，非浸潤がん，浸潤がん，パジェット病の3つの種類があります。非浸潤がんは乳管，腺葉までにがんが留まっている状態です。触診でしこりが触れないことが多いので，超音波やマンモグラフィで発見されることが多くなります。この状態は，早期の段階を指しますので，転移を起こさないので正しく治療が行われると完治が可能です。浸潤がんは前述の通りでがん細胞が乳管から間質に広がっている状態で，触診でしこりを蝕知することが可能になります。

　パジェット病は乳首（乳頭）のびらん（表面があれたり，ただれたりした状態）

で発見されるタイプのがんです。触診で腫瘍をしこりとして触れない場合が多く，進行度も早期である場合がほとんどで，頻度は稀です。

3　進行度

　腫瘍（しこり）の大きさとリンパ節の転移で，0～Ⅳ期に分けられています。しこりが大きく，リンパ節転移がある方が，がんが進行していることになります。0期は，非浸潤がん（Paget 病を含む）です。Ⅰ期は，しこりが2センチ以下でリンパ節転移がないもののことです。Ⅱ期は，しこりが2cm を超えて5cm 以下でリンパ節転移がないもの，もしくは2cm 以下でリンパ節転移があるもの（ⅡA），しこりが5cm を超えてリンパ節転移がない，もしくは，2cm を超えて5cm 以下でリンパ節転移があるもの（ⅡB）です。Ⅲ期は，リンパ節転移が進んでいるもの，しこりが5センチを超えリンパ節転移があるもの，しこりが皮膚や胸壁におよぶもの，炎症性乳がんのことです。Ⅳ期は，乳房以外の他の臓器（肺・骨・肝臓・脳など）に転移があるものです。

　このうち0期とⅠ期が早期がんで，90％以上の生存が期待できます。

4　自覚症状と検診

　乳がんの自覚症状として多いのは，乳房内や腋窩（わきの下）のしこりを触ることです。そのほかに，乳頭（乳首）からの血液まじりの分泌物が出ることや乳頭（乳首）のびらんやただれ，乳房のひきつれや変形，乳首の陥没などがあります。しかし，乳がんは自覚症状が必ず出るわけではありません。従って早期発見には検診を受けることが重要です。

　以前は視触診が乳がん検診では必須でしたが，最近は実施されない場合も増えています。現在の40才以上の女性の検診はマンモグラフィが一般的です。乳腺専用の機械で撮影するレントゲン（X線）検査です。腫瘍（しこり）はもちろん，しこりを触れないごく早期の乳がん（非浸潤がんを含む）を石灰化等で発見できます。

　マンモグラフィではX線が通過しにくい乳腺組織は白く，通りやすい脂肪組

織は黒く写ります。そして乳房に占める乳腺組織の割合のことをマンモグラフィでは「乳腺濃度」といいます。白い部分（乳腺組織の部分）が多い場合は濃度が高いと，黒い部分（脂肪組織の部分）が多い場合は濃度が低いと表現します。

　乳腺濃度は，脂肪性，乳腺散在，不均一高濃度，高濃度の４つに分類されます。このうち高濃度は，マンモグラフィでは乳房全体が白く写りますので，もし腫瘤（しこり）があっても乳腺の白と重なって，しこりがはっきりしない場合があります。高濃度乳房は，日本人は欧米人に比べて多く，また高齢者に比べて若い人に相対的に多いので，乳房超音波検査，乳房トモシンセシス（3Dマンモグラフィ），乳房 MRI などの検査を追加することでがんを発見しやすくなる可能性があります。しかし，偽陽性（がんではないのに精密検査を勧める）の頻度も上がります。

　乳房は体の外に露出しているので自分の目で確認したり，触診することができます。そのため乳がんは他のがんと比べ，早期に発見しやすいといわれています。

5　治療と手術

　乳がんの治療法には，手術，放射線治療，薬物療法（化学療法やホルモン療法）があります。通常は，これら単独で治療するのではなく，これらを組み合わせて治療します。

①手術

　日本における乳がんの手術方法は，この30年間で大きく変わりました。以前は乳房すべてとその下にある筋肉（大胸筋，小胸筋）を一緒に切除する方法が標準的でした。その後乳房はすべて切除するが筋肉はすべてもしくは一部温存（切除しない）されるようになりました。1986年頃から乳房温存（部分切除）術が始まりました。これは乳房のふくらみや乳首を残す方法で，がんの広がりに応じて乳腺を部分的に切除します。残った乳房に顕微鏡レベルのがんが残る可

能性があるので，術後に放射線治療を追加するのが一般的です。乳房温存手術で乳房の変形が強くなると予想される場合は，乳房切除術と同時に乳房の再建が行われることも珍しくありません。

　その他に，乳頭温存乳房切除術といって，皮膚と乳頭乳輪を残して皮下の乳腺を全部切除して，同時に乳房再建をするという術式もあります。

　手術では腫瘍を切除するのと同時にリンパ節転移の病理検査も行われます。センチネルリンパ節生検といって手術中にこのリンパ節に転移があるかどうか迅速に調べるという検査です。転移があればリンパ節郭清を追加するのが標準治療です。

②放射線療法

　乳房温存手術後に乳房全体に照射をします。また，乳房切除を行った場合でもリンパ節の転移個数が多い場合は再発予防の目的で，術後に胸壁やリンパ節に照射する場合があります。

③ホルモン療法

　女性ホルモン（エストロゲン）は乳がんの発生に関係することは先に述べましたが，女性ホルモン（エストロゲン）の働きを抑えることで，がんが増えるのを抑える方法です。この方法の特徴は，副作用が比較的少なく，長期間にわたって使用できることです。切除したがんで，女性ホルモンの影響を受けやすいタイプかどうかを調べて使用します。

④化学療法

　化学療法には，抗がん剤と分子標的薬が含まれます。抗がん剤は，いくつかの薬を組み合わせて使うことが多く，手術後に行われる場合と手術前に行われる場合とがあります。また，転移再発を認めた場合にも抗がん剤治療が行われます。

▷4　悪性腫瘍の病巣から出てきた「がん細胞」が最初に転移するリンパ節のことです。

　分子標的薬は従来の抗がん剤とは違って，がん細胞の表面にある細胞増殖にかかわる分子をブロックすることで効果を示す薬です。特徴として，がん細胞のみをターゲットに作用しますので副作用が少ないことです。HER2 タンパク陽性[5]の乳がんは分子標的薬を抗がん剤と組み合わせて使用することで，より治療効果が期待できます。

⌈学びを深めるためにおすすめの本⌉

大腸癌研究会（編）（2018）大腸癌取扱い規約（第9版）．金原出版．

日本乳癌学会（編）（2018）臨床・病理 乳癌取扱い規約（第18版）．金原出版．

　この2冊のように各々の学会が，がんに関する決まりを作って診断や治療を行っています。

日本乳癌学会（編）（2016）患者さんのための乳がん診療ガイドライン．金原出版．

大腸癌研究会（2019）大腸癌治療ガイドライン．金原出版．

　現在，全国どこでも安心して，標準的ながんの診療を受けることができるのは，ガイドラインに従って進められているからです。

▷5　がん細胞の増殖に関わる HER2 タンパクあるいは HER2 遺伝子を過剰にもっていることを意味します。

第9章

性感染症に気をつける

この章で学ぶポイント
●性感染症とは何かを学ぶ。
●性感染症の怖さを知り，予防方法を知り，未然に防ぐ。

1　性感染症とは何か

　私たちのからだの中には無数の細菌が棲みついていて，生体活動にさまざまな影響を与えています。このような菌を常在菌といいますが，膣の中にも乳酸桿菌と呼ばれる常在菌がいて，膣中のグリコーゲンを分解して乳酸を産生することで，膣の中を酸性環境に保っています。その作用によって，酸に弱い有害な細菌類が繁殖することを防いでくれているのです。これを膣の自浄作用と呼んでいます。つまり，女性のからだは常在菌により守られているのです。しかし，せっかくの常在菌の恩恵も，不適切な行動によって無に帰してしまうことがあります。そのひとつが性感染症です。性感染症とは，性行為を通じて感染してしまう病気をいいます。英語では，Sexually Transmitted Diseases（STD）といいます。近年，この性感染症が若い人たちの間で深刻化しているのです。特にクラミジア感染症は感染者数が多く，症状も乏しい上に，放置しておくと不妊など深刻な後遺症を残します。そうならないようにするためには，性感染症に対する正しい知識を持ち，適切に対応していくことが求められます。

　さらに最近では性行為の多様性により，性器と口腔間の性行為（一般にはオーラルセックスといいます）が問題となっており，特にクラミジアと淋菌による咽頭感染が増加していることが指摘されています。

　代表的な性感染症には，性器クラミジア症，淋菌感染症，性器ヘルペス，尖

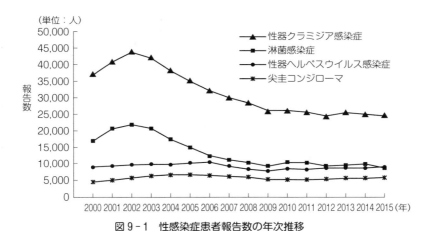

図9-1　性感染症患者報告数の年次推移

出所：厚生労働省（2016）最近の性感染症の動向．をもとに作成。

圭コンジローマの4つがあげられます。近年の患者数の動向をみるといずれも
大きな変動はありませんが（図9-1），依然として感染率は決して低くはあり
ません。この章では，性感染症について学び，未然に防ぐための方法や，か
かってしまった場合の対応の方法を学びます。

2　性感染症の種類

1　代表的な感染症

　ではどのような性感染症があるのでしょうか。性感染症の種類は20種類以上
あるといわれています。その中で代表的なものを表9-1に示しました。この
表に示した感染症以外にも，A型肝炎やB型肝炎，ヒゼンダニによる疥癬のよ
うに，性行為以外の原因でも感染するものも性感染症に含まれます。

▷1　ヒゼンダニによる感染症。性行為感染症であるとともに，免疫力の低下した高齢者などにも発
症する疾患。掻痒（かゆみ）は最高度で，皮膚に疥癬トンネルと呼ばれる穴を作り，そこに卵を産
みつけるため治療が難しい。

表9-1　代表的な性感染症

• 性器クラミジア感染症	• 性器ヘルペス
• HIV 感染症／AIDS	• 尖圭コンジローマ（ヒトパピローマウイルス）
• 淋菌感染症	• 非クラミジア性非淋菌性尿道炎
• 梅毒	• ケジラミ症
• 膣トリコモナス症	• 軟性下疳
• 性器カンジダ症	• 細菌性膣症

出所：筆者作成。

2　性器クラミジア感染症

　性感染症の中でも，性器クラミジア感染症は，わが国で最も多いもので，若い女性に多く見られるのが特徴です。クラミジアは偏性細胞内寄生性という特徴をもつ病原体で，わたしたちの細胞の内部にもぐりこみ，そこで増殖します。性器クラミジア感染症は，クラミジアの1種であるクラミジア・トラコマチス（*Chlamydia trachomatis*）による感染症です。妊婦健診で3〜5％の妊婦にクラミジアの感染が認められるともいわれており，ごく身近な性感染症といえます。また，この傾向は若い人たちにもみられます。18歳以上の教育機関に在籍する，クラミジアの症状の認められない男子学生（397名）と女子学生（607名）を対象に調査したところ，性器クラミジア感染の有病率は，男性7.0％，女性9.1％，全体では8.3％であったとの研究報告もあります。

　性器クラミジア感染症にかかるとどのような症状があるのでしょうか？　潜伏期間は2〜3週間とされ，排尿痛，尿道の不快感やかゆみが出ます。更に女性特有の症状として，子宮頸管炎，骨盤内付属器炎，肝周囲炎などの炎症や不妊などがあります。また，妊娠時に感染すると新生児のクラミジア産道感染（産まれる時に産道内で，母親に感染していた病原体に感染してしまうこと）が起こり，新生児肺炎や結膜炎を発症することがあります。

　この病気でやっかいな点のひとつに，症状が乏しいことがあります。そのた

▷2　今井博久（2012）若年者の性感染症の現状と予防．現代性教育研究ジャーナル，**16**，1-8.

め，知らない間に病気が進行してしまい，重篤な状態になることも考えられます。また長期に持続的に感染しているため，他の人への感染源となってしまう可能性もあり，病気の拡大へとつながってしまいます。

　診断には，主に病原体を検出する方法や抗原およびクラミジア関連の遺伝子を検出する方法があります。

　治療法は，テトラサイクリン系やマクロライド系などの抗生物質，ニューキノロン系の抗菌物質などが使用されます。7日間の投与で治癒率は100％との報告もあり，適切に治療を行えば何ら問題の生じない疾患ですが，最近では，性行動の多様化により性器外感染もみられ，その場合は，抗生物質などの治療による治癒率は性器感染に比べて劣ることが知られています。

3　HIV 感染症／AIDS

　HIV（Human Immunodeficiency Virus）が，リンパ球のひとつである CD4 陽性Tリンパ球に感染して発症する後天性免疫不全症候群をエイズ（AIDS；Acquired Immunodeficiency Syndrome）といいます。HIV に感染しても，長い間症状は出ませんが，HIV は徐々に増殖し，感染したリンパ球が減少するために，やがて免疫力が低下してしまいます。それまでそのリンパ球に抑えられていた感染症が発症してしまいます。これを日和見感染といいます。

　また，HIV が感染しても，必ずしもエイズが発症するとは限りません。エイズの発症に至っていない HIV 感染者を HIV キャリアと呼んでいます。HIV 感染症は，大きく3つの病期に分けられます。「感染初期（急性期）」「無症候期」「AIDS 発症期」です（表9-2）。

　表9-3にあげた23の指定された感染症のどれか1つにでもかかった場合を「エイズ発症」といいます。

▷3　三鴨廣繁・山岸由佳（2008）STD 関連微生物の咽頭感染——クラミジア感染症を中心に．口腔科，**20**，257-267.

▷4　免疫力が低下した時に，それまではその免疫力により抑えられていた病原体（弱毒微生物，被病原微生物，平素無害菌など）による感染症にかかることです。AIDS 患者では，特に結核症，サイトメガロウイルス（CMV）感染症，ニューモシスチス肺炎などが重要です。

表9-2　HIV 感染症の病期とその症状

病期	症　状
感染初期 （急性期）	HIV に感染してから 2 ～ 3 週間程経つと，発熱，咽頭痛，筋肉痛，皮疹，リンパ節腫脹，頭痛などのインフルエンザあるいは伝染性単核球症様の症状が出現します。症状は全く無自覚の程度から，無菌性髄膜炎に至るほどの強いものまで，その程度はさまざまです。このような症状は数日から10週間程度続き，多くの場合自然に軽快します。
無症候期	ピークに達していたウイルス量は感染してから 6 ～ 8 か月後には，ある一定のレベルまで減少し，定常状態となります。その後数年～10年間ほどは症状がみられない期間が続きます。
AIDS 発症期	適切な治療が行われない場合は，HIV 感染がさらに進行し，CD4 陽性 T リンパ球は急激に減少してきます。CD4 リンパ球数が 200 / mm^3 以下になるとニューモシスチス肺炎などの日和見感染症を発症しやすくなり，さらに 50 / mm^3 を切るとサイトメガロウイルス感染症，非定型抗酸菌症，中枢神経系の悪性リンパ腫など，健康な状態ではほとんど見られない感染症や悪性腫瘍を発症するようになります。

出所：国立感染症研究所エイズ研究センターホームページ　AIDS（後天性免疫不全症候群）とは. をもとに筆者作成。

表9-3　エイズ発症に係る23の日和見感染症

病原体の種類	感染症
真菌症（5 疾患）	カンジダ症，クリプトコッカス症，ニューモシスチス肺炎，コクシジオデス症，ヒストプラズマ症
原虫症（3 疾患）	トキソプラズマ脳症，クリプトスポリジウム症，イソスポーラ症
細菌感染症（4 疾患）	非定型抗酸菌症，化膿性細菌感染症，再発性サルモネラ菌血症，活動性結核
ウイルス感染症（3 疾患）	サイトメガロウイルス感染症，単純ヘルペスウイルス感染症，進行性多巣性白質脳症
腫瘍（4 疾患）	カポジ肉腫，原発性脳リンパ腫，非ホジキンリンパ腫，浸潤性子宮頸癌
その他（4 疾患）	HIV 消耗性症候群，HIV 脳症，反復性肺炎，リンパ性間質性肺炎／肺リンパ過形成

出所：厚生労働省ホームページ　感染症情報. をもとに筆者作成。

　HIV キャリアもエイズ患者も，その新規報告数は，2008年以降，ほぼ横ばい状態です（図9-2）。

　感染経路は，2017年のわが国のHIV感染者報告例では，異性間の性的接触による感染が149件（15.3%），同性間の性的接触による感染が709件（72.6%），

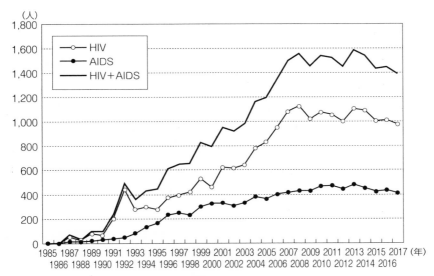

図 9-2　新規 HIV 感染者・エイズ患者報告数の年次推移

出所：厚生労働省エイズ動向委員会（2018）平成29（2017）年エイズ発生動向概要．をもとに筆者作成。

母子感染が３件，静脈注射薬物使用によるものが２件であったと報告されています。

　現在，HIV 感染症に対して行われている標準的な治療法は，抗レトロウイルス療法（ART）であり，HIV の増殖を効果的に抑制し，感染者の AIDS 進行を阻止することができますが，この治療法により体内からHIVを完全に排除するためには，少なくとも数十年間を要するため，事実上，治癒は困難と言わざるを得ません。

▷5　厚生労働省エイズ動向委員会（2018）平成29（2017）年エイズ発生動向．

▷6　RNA ウイルスの中で逆転写酵素（RNA を鋳型として DNA を合成する酵素）を有する種類の総称です。HIV の他には成人 T 細胞白血病ウイルス（HTLV-1）などがあります。

▷7　HIV 感染症及びその合併症の課題を克服する研究班（2019）抗 HIV 治療ガイドライン．

4　淋菌感染症

　淋菌感染症は，淋菌（*Neisseria gonorrhoeae*；gonococci）による感染症です。わが国での感染者は20歳代の若年層に最も多いのが特徴です。[48]

　潜伏期間は2〜7日で，症状は，男性では尿道炎，女性では子宮頸管炎が最も多いとされています。重症例では，男性は前立腺炎や精巣上体炎，女性は子宮内膜炎，卵管炎などの淋菌性骨盤内感染症に進展することがあります。さらに，女性では，腹膜炎を併発し，肝周囲炎を発症したり，妊娠中に感染すると産道感染を生じ，生まれてくる赤ちゃんが新生児結膜炎にかかることもあります。淋菌性結膜炎は，失明に及ぶことがあるので要注意です。

　治療は抗生物質の投与ですが，近年，抗生物質耐性の淋菌の増加が問題視されてきています。[49]医師から処方された薬を適切に服用することが重要です。

5　梅毒

　気をつけないといけない性感染症のひとつに梅毒があります。梅毒の病原体は，トレポネーマ・パリダム（*Treponema pallidum*）という細菌です。梅毒は昭和20年代頃まで，わが国のみならず世界中で大変流行し，‘亡国病’と呼ばれていました。その後，ペニシリンなどの抗生物質の登場により，患者数は激減しました。しかし，最近では，海外からの労働者も増えたことも一因となり，若い人たちを中心に患者数が増加してきています（図9‑3）。

　梅毒の症状は多彩で，初診では他の疾患に間違えられてしまうこともあり，the great imitator（偽装の達人）という異名もあるほどです。梅毒は，症状・感染後の時期に応じて，第Ⅰ期梅毒，第Ⅱ期梅毒，潜伏梅毒，晩期顕性梅毒に分類されます。

　第Ⅰ期梅毒は，感染後約3週間後に梅毒トレポネーマが進入した部分に，初

▷8　小野寺昭一（2012）近年のわが国における性感染症の動向．モダンメディア，**56**，6‑14.
▷9　日本性感染症学会誌編集部（2016）性感染症　診断・治療ガイドライン2016．日本性感染症学会誌，**27**.

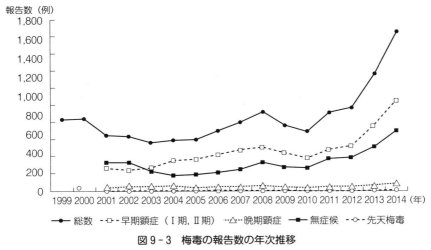

図9-3　**梅毒の報告数の年次推移**

出所：武田彩乃（2016）増加する性感染症と感染拡大防止における問題点．慶應保健研究，**34**，93-99．をもとに作成。

期硬結，硬性下疳（潰瘍）が形成されるものです。無痛性の所属リンパ節腫脹を伴うこともあります。

　第Ⅱ期梅毒は，第Ⅰ期梅毒の症状が一旦消失したのち，手掌・足底を含む全身に多彩な皮疹，粘膜疹，扁平コンジローマ，梅毒性脱毛等が出現するものです。発熱，倦怠感等の全身症状に加え，泌尿器系，中枢神経系，筋骨格系の多彩な症状を呈することもあります。手のひら，足の裏，身体全体に赤い，バラのような発疹が出ることがあり，バラ疹と呼ばれています。

　第Ⅰ期と第Ⅱ期の間や，第Ⅱ期の症状消失後に，梅毒血清反応陽性であるにもかかわらず，明らかな症状が認められないことがあり，これを潜伏梅毒と呼んでいます。

　晩期顕性梅毒は，初期感染から数年〜数10年後に発症します。症状は軽いものから極めて重篤なものまでさまざまです。主な症状に「良性の第3期梅毒」，「心血管梅毒」，「神経梅毒」の3種類があります。「良性の第3期梅毒」は初期感染から3〜10年後に発症し，ゴム腫と呼ばれる柔らかいゴムのような腫瘤が皮膚，特に頭皮，顔，体幹の上部，脚にできるのが特徴です。大動脈炎や大

動脈瘤（どうみゃくりゅう）などの循環器疾患，脊髄癆（せきずいろう）▷10 や進行麻痺などの脳・神経疾患，骨疾患などがみられるようになり，最終的には死に至ることもあります。

　また，妊娠中に梅毒に感染すると，胎盤を通して胎児に感染が及ぶことがあります。これは先天梅毒と呼ばれ，多臓器に異常を起こします。現在では，晩期顕性梅毒や先天梅毒はまれですが，進行すればこのような重大な危険が生じることは知っておく必要があるでしょう。

　梅毒に感染すると，異なる2つの抗原に対する抗体が血中に出現します。脂質抗原に対する抗体（抗カルジオライピン抗体）と病原体である梅毒トレポネーマの菌体成分に対する抗体（抗トレポネーマ抗体）です。これらの抗体の有無を調べることによって梅毒に感染しているかどうかを調べます。抗カルジオライピン抗体は感染後2〜4週間くらいから検出可能に，抗トレポネーマ抗体は感染後4週間くらいから検出可能になります。したがって，感染したと思われた時点から4週間以降に検査を受けるようにしましょう。

　治療は，ペニシリンという抗生物質が第一選択薬として投与されます。ペニシリンアレルギーのある患者さんには別の抗生物質が使われることもあります。

　また，梅毒に感染すると血液中に抗体ができますが，抗体ができても梅毒の場合，再度感染することがあります。一度かかったから安心というわけではないので，治癒後も充分に注意してください。

③　性感染症の予防と治療

1　女性にとっての性感染症の危険性：性感染症にかかってはいけない理由

　性感染症は病気ですから，私たちの体に不利益を与えます。それは男性であっても女性であっても同じです。しかし，ダメージが大きいのは男性よりも女性なのです。非妊娠時に感染すると不妊の危険があり，妊娠時に感染すると

▷10　梅毒が原因で生じる脊髄が侵される疾患です。四肢のしびれ，麻痺などが生じ，やがて起立や歩行が困難となります。

胎児へも影響が及び，場合によっては死産・流産になったりします。

　性感染症は症状に乏しく，気づいた時には既に大きな影響を受けてしまっているケースも想定できます。性感染症にかかったら直ちに医療機関の受診が必要ですが，恥ずかしさから受診が遅れたり，また，未成年の場合は親などの周囲に知られることを恐れて受診をためらい，症状を進行させてしまうことが考えられます。

　以上のことより，性感染症の被害から逃れるためには，まずは罹患しないということが第一であり，そのための正しい知識を若いうちから身につけることが必要になってきます。

2　性感染症の予防

　NO SEX, SAFE SEX, SAFER SEX という言葉があります。性感染症の一番の予防は，性行為をしないことです。これが NO SEX です。パートナーが性行為を望んでも，あなたが望まない時ははっきりと「NO」と言いましょう。あなたのことを本当に大切に思っているパートナーなら，あなたの気持ちを理解し，受け入れてくれるはずです。また，性感染症は性行為を介して感染してしまうので，あなたとパートナーがふたりともお互い以外の性行為の相手がいないのであれば性感染症にかかることはありません。これが SAFE SEX です。性行為は信頼のおけるパートナーとするべきです。また，あなたもパートナーも感染しているかどうかわからない場合は，コンドームなどの避妊具を使用することが必要です。これが SAFER SEX です。しかし，避妊具の使用は，妊娠を回避する意味でも，感染症を予防する意味でも100％有効というわけではありません。この点もしっかり理解しておくことです。

3　性感染症にかかったと思ったら

　女性が性感染症にかかった時の症状は，おりものの増加，下腹部痛，性器周辺のかゆみや痛み，排尿困難，性交時痛などです。このような，普段にはなかった症状が性行為の後にみられるようになったら，性感染症を疑い医療機関

表 9 - 4　主な感染症の検査のタイミング

感染症	検査可能時期（感染する機会のあった日からカウント）
性器クラミジア感染症	2〜3日以降
淋菌感染症	2〜3日以降
梅毒	4週間後以降
HIV 感染症	1か月〜3か月までは検査は可能ですが，陰性でも感染を否定できません。3か月以降で陰性であれば，感染はしていないといえます。
膣トリコモナス症	2〜3日以降，ただし，無症状の場合，陽性にならないことがあります。

出所：筆者作成。

を受診してください。受診すべき医療機関は，「性病科」，「婦人科」，「泌尿器科」などがよいでしょう。症状によっては「皮膚科」，「一般内科」などでもよいと思います。

　受診のタイミングですが，性行為の直後では，検査をしても陽性にはならないことがほとんどです。表9-4に主な性感染症の受診のタイミングをまとめてみました。

　また，治療を行うに当たっては，パートナーもともに治療することが大切です。自分だけが治ってもパートナーが依然感染していれば，再びあなたも感染してしまいます（ピンポン感染と呼ばれています）。方法は，抗生物質・抗菌物質や抗ウイルス薬の投与となります。

学びを深めるためにおすすめの本

石和久（2016）今若者が危ない性感染症――青少年のための性感染症の基礎知識（増補版）．慧文社.

　若年者に広がりつつある，性感染症の実態と危険性，そして予防・対処法などに関する正しい基礎知識を，イラスト，グラフィックを用いてわかりやすく解説しています。

岩田健太郎（2016）感染症医が教える性の話．筑摩書房.

　性感染症を通して性についての正しい知識を持つことは大切なこととして，感染症医の著者が性にまつわる考え方を多角的に解説しています。

第10章

性差医療とは何か

この章で学ぶポイント

●性差医療とは何かを理解する。
●各領域での性差が見られる疾患について理解する。

1	性差医療とは

性差医療とは，男女のさまざまな差異に基づき発生する疾患や病態の違いを念頭において行う医療のことを指します。具体的には①病気の発症における男女比が圧倒的にどちらかの性に傾いている病態，②発症率はほぼ同じでも男女間において症状などに何らかの差が認められる疾患，③生理的，生物学的解明が男性，女性の両方あるいはいずれかで遅れている場合，④社会的男女の地位と健康の関連など（ジェンダーと病気の関係など）について研究を進め，その結果を病気の診断，治療，予防法に反映する医療と定義されています。[1]

また日本では診察するにあたり，「傾聴」という態度が重視され，患者さん一人一人の話をじっくり聞き，疾患や臓器だけでなくひとりの人間として丁寧に診療させていただくという医療の側面をもつことになりました。

性差医療の歴史とは，1957年にアメリカの女性ジャーナリストであるシーマン（Seaman, B.）が女性の健康を守る社会運動を開始したところから始まるとされています。バーバラは，産後，緩下剤[2]を服用したところ母乳を飲んだ自分の子どもが重篤な状態になったことから，女性の健康を守る運動を始め，1975年には全米で「全国女性の健康ネットワーク」が創設されました。しかしなが

▷1　天野恵子（2010）性差医療. 学士会会報, **88**, 102.
▷2　便をやわらかくし排便を促す薬のことです。

ら，1977年に米国食品医薬品局（Food and Drug Administration；FDA）から，「妊娠の可能性がある女性の薬剤の治験参加の禁止」に関する通達が出されました。これは，妊娠中に不眠の治療としてサリドマイドを服用した女性から生まれた出生児に四肢欠損を多く認めたことや，流産防止薬である DES を服用した妊婦から生まれた女児に膣がんの発生が多かったことを受けたものでしたが，逆にそれ以降，女性は医学研究の面から除かれてしまうことになりました。しかし，1980年代半ば頃から，女性のデータがあまりにも少ないことが憂慮され，すべての年齢の女性について女性特有の病態について研究されるべきであることが唱えられ始めました。またアメリカでは死因第一位の心血管疾患死亡が，政府の強力な健康政策の展開により男性では1980年以降減少し始めたにもかかわらず，女性では上昇しつづけ，1984年には男女比が逆転したこともアメリカ政府が医学，医療における性差研究に力を入れるきっかけとなったと考えられています。

　そうした流れを受け1985年にアメリカ国立衛生研究所（National Institutes of Health；NIH）で女性特有の病態に関する研究が開始され，1986年には，女性および少数民族，人種を調査対象に含むことを義務づけるように通達が出されました。1990年 NIH の女性所長となった循環器医ヒーリー（Healy, B.）は，「女性は女性生殖器，乳腺の悪性腫瘍を除くと，多くの臨床研究の対象から除外され，男性対象の研究結果がそのまま女性にあてはめられている」ということを指摘し，それを受けてヒーリーを初代所長とする「Office of Research on Women's Health」が創設されました。1994年には FDA より「薬剤の治験では半数に女性を含むことを推奨する」という通達が出され，アメリカにおける医療での性別への意識の高まりが認められました。その後1998年に FDA は薬剤の治験で，性差，年齢差，人種差に関する検討を義務づけ，2001年には，米国国立アカデミーが1999年までに明らかにされた性差に関する研究を14の提言

▷ 3　Diethylstilbestrol；ジエチルスチルベストロール。合成女性ホルモンの薬剤のことです。
▷ 4　小宮ひろみ（2015）性差医療．理学療法学，**42**（8），689-690.
▷ 5　女性の健康に関する研究部門です。

にまとめました。提言では，すべての医学や健康関連の研究に性差の観点を含めること，また性差の中でセックスとジェンダーを使い分けるなど詳細に記載されています。すなわち，セックスとは染色体の構成に由来した生殖器官とその機能であり，ジェンダーとは男性，女性としての個人の自己表現，またその表現に基づいた性が社会的慣例によりどのように受け止められるか，ということです。こうして女性における病気の診断，治療，予防法の向上を目指すように指導がなされ，米国では1996年以降，全米の21か所に，女性に特化した女性のための大規模な医療センターが設立されました。このような流れを受けてわたしたちの国では，1999年の日本心臓病学会での「女性における虚血性心疾患」というシンポジウムを皮切りに虚血性心疾患の病態や治療法に性差があることが示されました。そこから2001年には鹿児島大学，千葉県立東金病院に日本初の女性専用外来が創設されることになり，その後全国各地に女性専用外来が創設されました。

2　性差を決定する因子

　性差を決定する因子としては，染色体，内外性器，性腺（性ホルモン），ジェンダーがあります。ここでは性差医療において重要な位置を占める性ホルモンについてふれたいと思います。男性ホルモンのテストステロンは年齢とともに緩やかに低下しますが，女性ホルモンのエストロゲンは思春期に急上昇し，性成熟期では維持されるものの，更年期になると急速に低下するという経過をたどります。そして60歳を過ぎると，女性のエストロゲンは男性よりも低下します。ちなみに女性にもテストステロンは存在し，男性にもエストロゲンは存在するのです。エストロゲンは，子宮，卵巣のみならず心臓，血管の保護作用，骨量の維持，糖脂質代謝，脳細胞の保護など重要な役割をしています。したがってエストロゲンの低下は閉経後の女性の健康に大きく影響することを認識

▷6　片井みゆき（2019）性差医学からみた内分泌代謝疾患. 東京女子医科大学雑誌, **89**（3），61-69.

しておくことが大切です。このように性差医療を考えるポイントとしては，男女のホルモン環境の違いを考慮することがとても大切で，女性の一生を見ると各ライフステージでさまざまな病気に遭遇することがわかります。

③ 性差と各種疾患について

　性差により治療法が異なる疾患も多いですが，ここでは，主に発症年齢や頻度が異なる病態に着目していきます。

1　循環器疾患と性差

①エストロゲンの心血管保護作用

　エストロゲンは心臓や血管を守る働きがあるとされています。

　まずエストロゲンは血管の最も内側にある血管内皮細胞にある，内皮一酸化窒素合成酵素（endothelial NOS：eNOS）の活性化をすることによって内皮依存性の血管弛緩反応を促進するといわれています。つまりエストロゲンは血管を広げる働きがあり，血圧を低下させることにつながります。

　またエストロゲンはエストロゲン受容体 α を介して血小板の凝集抑制をすると考えられていますが，このことは動脈硬化を抑制する働きにつながるとされています。

　さらにエストロゲンは心臓負荷により増大する遺伝子発現の変化をコントロールすることによって，心臓肥大を抑制することが知られています。そのほかエストロゲンは心筋の虚血再灌流（一度血流が減少した後，再度血流が回復すること）が生じた場合，そこから生じる心筋へのダメージを軽減するといわれています。

②虚血性心疾患

　虚血性心疾患とは，第6章でも述べたように心臓に栄養を送っている血管である冠動脈が詰まったり細くなったりして心臓の筋肉に血液が流れにくくなる

病気のことをいいます。

　エストロゲンには①で述べたように心臓血管保護作用があり，虚血性心疾患の罹患率は男性で高く，女性で低いといった性差があります。よって女性では男性に比べて高年齢で発症することが多いのですが，その影響もあり女性では一旦発症すると男性より予後が悪くなる傾向にあります。

　年齢と性別でみると，日本人女性の平均閉経年齢である50歳未満では女性の虚血性心疾患の発症率，死亡率は男性に比較して非常に低いですが，閉経後に急上昇し70歳で男性と同等，80歳以上で男性を上回るようになります。

③微小血管狭心症

　狭心症というと通常は冠動脈の内腔が狭窄し血液が流れにくくなるために生じる病気です。狭心症には大きく分けて労作性狭心症と冠攣縮性狭心症があり，労作性狭心症では冠動脈の狭窄により体を動かしている時に心臓への血流が減少して症状が出現する状態で，冠攣縮性狭心症では冠動脈の痙攣により心臓への血流が減少して主に安静時に症状が出現する状態です。しかし，微小血管狭心症はそれとは別の病気です。

　微小血管狭心症とは大きな冠動脈の狭窄で生じるのではなく，心臓の筋肉（心筋）の中を走行する直径が100 μm 以下（髪の毛の直径にほぼ等しい）の微小な冠動脈の拡張の障害，あるいは収縮が亢進したために心筋への虚血（血流が不足する）が一時的に生じることによって起こるとされています。主には胸痛や胸部圧迫感などの胸部症状が，体を動かしているからというわけではなく安静時にも起こる狭心症です。むしろ安静時の方が症状が出やすいといわれています。発症の約70％は女性が占め，特に発症年齢が最も多いのは40歳代後半から50歳代前半で，これは更年期女性の約10人に1人ともいわれています。この年代は女性がちょうど閉経を迎える世代と一致していることから，発症にエス

▷7　楢木晶子（2016）微小血管狭心症をご存知ですか．日本心臓財団．（https://www.jhf.or.jp/topics/2016/004291/），天野恵子（2017）「微小血管狭心症」とは＝更年期女性の胸痛の原因．時事メディカル．（https://medical.jiji.com/topics/398）

トロゲンが関与しているのではないかといわれています。

　微小血管狭心症では前述の通り胸部症状の出現頻度は多いですが，背部痛（背中の痛み），顎や喉，耳の後部の痛み，胃部の痛み，動悸（心拍を強く感じること），呼吸困難など多彩な症状を訴えることが多くなっている傾向にあります。この傾向は女性の冠攣縮性狭心症でも似たような特徴があります。ですが微小血管狭心症の持続時間は通常の狭心症のように数分ではなく，数時間から長い場合で半日から1日まで症状が持続することもあります。また，症状が出現した時でも心電図変化が乏しく，心臓カテーテル検査においても冠動脈の狭窄は認めません。現在いろいろな研究が進められていますが，確実に診断できる方法が定まっていないことから実際は診断されていない（見逃されている）ことも多い病気です。よって診断方法は今後の解明が待たれるところです。治療薬としては，カルシウム拮抗薬が有効といわれています。また微小血管狭心症で治療を受けている方のうち3割ほどが冠攣縮性狭心症に移行することがあるとの報告もあり，十分な加療を受けることが必要です。

④慢性心不全

　これまで心不全は心臓の収縮機能（心収縮能）の低下がその主たる病態と考えられていましたが，心不全患者の半数はヘフペフであることがわかってきました。この拡張不全は女性や高齢者に多く，高血圧や心房細動を合併していることが多いことがわかっています。また女性の拡張不全の患者は男性に比べてより高齢で，NYHA分類で重症であり，心不全の指標であるBNP値が高く，冠動脈疾患保有率は低かったことが報告されています。また全死亡率では性別による差を認めなかったものの，女性の方が男性に比べて心血管死が多く，心

▷8　通称 HFpEF；Heart Failure with Preserved Ejection Fraction の略で，心臓の収縮する力は保たれていますが拡張する力が落ちている状態のことです。

▷9　New York Heart Association（ニューヨーク心臓協会）による心機能分類です。心不全の重症度を自覚症状からⅠ～Ⅳ度に分類したものです。

▷10　心臓の心室で作られる脳性利尿ペプチドのことです。心不全の診断と重症度を評価する指標です。

不全による入院も多かったことが報告されています。[11]

⑤高血圧

　男性と女性ではあきらかに高血圧になる年齢が異なっており，男性では30歳半ばから頻度が増え60歳半ばにピークがありますが，女性では閉経後5〜10年ほど経過してから急激に頻度が増えるため，高血圧の発症にはエストロゲンが関与しているのではないかといわれています。つまり閉経するとエストロゲンの血管拡張作用が減少するため高血圧になるというものです。ただし，この年齢での高血圧の発症にはエストロゲンだけでなく，脂質（コレステロール，中性脂肪）や血糖値なども関与していることを留意する必要があります。

2　消化器疾患と性差

　はじめに消化器疾患は大きく分けて，上部消化管領域（食道から十二指腸付近まで），下部消化管領域（小腸から大腸にかけて），肝胆膵領域に分類されます。
　まず，上部，下部消化管領域で特徴的な概念である機能性消化管障害について述べたいと思います。
　機能性消化管障害とは，消化管粘膜などに異常を認めず消化管の運動異常など機能的異常に起因する胃腸症状を呈する病態を指します。その中でも代表的な2大疾患が過敏性腸症候群と機能性ディスペプシアです。過敏性腸症候群が主に大腸の機能的な異常により発症するのに対し，機能性ディスペプシアは主に「胃」の機能的な異常により発症します。
　機能性ディスペプシアは特にみぞおちの痛みや胃もたれなどを多く認め，女性に多いことがわかっています。
　過敏性腸症候群では，欧米では女性が男性の2〜2.5倍程度といわれていますが，日本では著しい差はありません。しかしその症状には男女差が明確にあり，男性では軟便や下痢が多いといわれていますが女性では硬便や便秘が多いと報告されています。[12]

▷11　高橋潤・下川宏明（2018）わが国における性差医療の現状. 医学のあゆみ, **260**（2），7-12.

　また月経周期が消化管運動に影響を及ぼすことが知られており，月経により症状が増悪すると報告されています。その理由としては，月経期に直腸の知覚神経の感受性が増加するためといわれています。

　次に肝胆膵領域ですが，まず肝機能（AST，ALT，γ-GTP）の正常値は男女で異なっています。病気としては最近飽食と運動不足により非アルコール性脂肪性肝疾患（non-alchoholic fatty liver disease：NAFLD）が注目されていますが，この病気は男性では30代でピークを迎えその後やや減少しますが，女性では50代から急増して60代がピークとなり日本の肥満の分布と類似しています。またアルコール性肝障害は男性の病気というイメージがあるかもしれませんが，アルコールに対しては女性の方が男性よりも感受性が高く女性は男性に比較して2／3の飲酒量で肝障害をきたすといわれています。また胆嚢胆石（胆石）も女性に多いとされています。胆石はコレステロールを主成分としてできるため，閉経後にコレステロールの代謝が悪くなった女性では胆石のリスクが増加するといえます。その他，自己免疫性肝炎，原発性胆汁性肝硬変や，膵嚢胞性腫瘍[13]も女性に多く見られます。

　消化器がん（食道がん，胃がん，肝臓がん，大腸がん）は，男性の発症率が高いのですが，発症部位や予後には男女差が影響するといわれています。例えば，食道がんの発症部位で頻度の少ない頸部食道がんは女性に多い，男性ではピロリ菌感染と胃がんの発生に関連性があるが女性では見られないという報告，飲酒と運動不足で生じる非アルコール性脂肪性肝疾患由来の肝臓がんの再発は女性に少ないという報告などがあります[14]。また，胆嚢がんは女性に多いとされますが，半数以上は胆石を合併していることから胆石が危険因子と考えられています。

▷12　徳重克年ほか（2017）消化器疾患における性差. 医学のあゆみ，**260**（11），1003-1009., Chang, L. et al. (2006) Gender, Age, Society, Culture and the Patient's Perspective in the functional Gastrointestinal Disorders. *Gastroenterology,* **130**, 1435-1446.
▷13　膵臓内に液体や粘液などがたまった袋状の嚢胞ができる病気です。
▷14　同前掲▷11

3　内分泌疾患と性差

女性に多い内分泌疾患については，大きく分けて①脳下垂体の異常をきたすプロラクチノーマ，リンパ球性下垂体前葉炎，②甲状腺の異常をきたすバセドウ病，橋本病，③副甲状腺の異常をきたす副甲状腺機能亢進症，④副腎の異常をきたすクッシング症候群があります。

①プロラクチノーマ

下垂体ホルモン産生腺腫の中でもっとも頻度が多く約40％をしめています。女性では特に20〜30代と生殖年齢に多く見られます。症状として月経不順や無月経，乳汁分泌，不妊などが多いです。

②甲状腺機能異常

甲状腺ホルモンが過剰になる病気にバセドウ病があります。バセドウ病は女性が男性の4〜5倍の発症率で女性に多い病気です。甲状腺ホルモンが過剰になると，頻脈，体重減少，手指振戦（ふるえ），発汗増加などをきたします。

一方甲状腺ホルモンが減少する病気に橋本病があります。橋本病の男女比は1：16.6であり，30〜50代の女性が60％を占める病気です。症状はだるい，疲れやすい，便秘，気持ちが落ち込むなどですが，これは更年期障害の発症年代や症状によく似ているので，この年代の女性では特にこの病気にかかっている可能性を考えることが大切です。

③原発性副甲状腺機能亢進症

女性が男性の3倍多く，特に中高年の女性に多いとされています。副甲状腺から分泌される副甲状腺ホルモンの増加により，特に骨吸収（骨からカルシウムが放出される）が促進され，高カルシウム血症をきたします。高カルシウム血症になると，初期は便秘，嘔吐，多尿などが現れます。さらにひどくなると脳機能障害を起こしたり，不整脈から死に至ることもあります。

④クッシング症候群

　副腎皮質から分泌されるコルチゾールの慢性的過剰分泌をきたす疾患です。脳下垂体からの ACTH（副腎皮質刺激ホルモン）の過剰分泌が原因となってコルチゾールの増加が生じる病態を ACTH 依存性クッシング症候群といいますが，その中でも下垂体に腫瘍ができるものをクッシング病といい，女性に多いといわれています。[15]コルチゾールが長期的に増えると血糖の上昇や血圧の上昇のほか，骨が弱くなったり（骨粗鬆症），免疫力が低下して感染症にかかりやすくなったりします。またうつ病などの精神障害や月経不順が見られることもあります。

4　脂質異常症・糖尿病と性差

①高 LDL 血症

　2017年の国民健康栄養調査では，特に悪玉コレステロールである LDL（低比重リポタンパクで運ばれるコレステロール）の上昇をきたす高 LDL 血症（第6章も参照）が女性が男性より多いことが報告されています。[16]この傾向は以前から続いており，特に女性では閉経後の50代半ばから女性ホルモンの低下により LDL の代謝が悪くなるため LDL の上昇が顕著になります。

②糖尿病

　糖尿病には1型糖尿病と2型糖尿病があります。1型糖尿病とは，血糖を下げるホルモンであるインスリンを分泌する膵臓のβ細胞が壊されてしまい血糖が上昇してしまう病気です。この1型糖尿病では，女性の方が多く発症することがわかっています。[17]2型糖尿病は，遺伝的な要因に運動不足や生活習慣が加わって血糖の上昇がおき発症するとされていますが，原因はまだはっきりしていません。また2型糖尿病は男性の方が多いですが，合併症とされる大血管の

▷15　福田いづみ（2017）内分泌疾患における性差．医学のあゆみ，**261**（3），259-264.

▷16　厚生労働省（2017）平成29年度　国民健康・栄養調査結果の概要.

▷17　内潟安子（2018）糖尿病と性差．医学のあゆみ，**262**（2），173-178.

障害から生じる脳梗塞は女性の境界型糖尿病[18]に多く，心血管疾患では，男性の方が発症は多いものの，女性では２型糖尿病の方が正常者に比べ発症頻度が高いと報告されています[19]。

5　脳疾患と性差

　脳卒中にはいろいろな種類があります。大きく分けて脳の血管がつまる脳梗塞と脳の血管から出血する脳出血やくも膜下出血があります。中でもよく耳にすることが多いと思われるくも膜下出血は60歳未満では男女差はありませんが，その後女性では年齢とともに増加し70代でピークとなります。その原因としてはエストロゲンが関与しているといわれています。またその他の脳卒中はすべて男性優位ですが，心臓の血栓が脳動脈に飛んで生じる心原性脳塞栓のみ女性に優位であると報告されています[20]。

　また認知症性疾患のうち，アルツハイマー型認知症は女性が男性の約２倍の有病率といわれています。現在の仮説として，女性ホルモンのエストロゲンには脳神経保護作用があり，閉経後エストロゲンが低下することで発症しやすくなるのではないかと考えられています。

6　メンタルヘルスと性差

　メンタルヘルスの性差（第４章，第15章も参照）は，生物学的性差と心理社会的性差の２つに着目する必要があります。生物学的性差とは，自然が生み出す雌雄の違いを指しますが，これには脳の機能的，解剖学的相違の他に，性ホルモンの分泌とそれに反応する相違があると考えられています。心理社会的性差とは，その時代の社会や文化によってもたらされる男女の相違からくるもの

---

[18]　糖尿病と診断されるほど高血糖ではないものの，血糖値が正常より高い状態です。

[19]　Doi, Y. et al. (2010) Impact of glucose tolerance status on development of ischemic stroke and coronary heart disease in a general Japanese population: the Hisayama study. *Stroke*, **41**, 203-209.

[20]　井川房夫・加藤庸子（2017）脳卒中（脳梗塞，脳出血，くも膜下出血）の性差．医学のあゆみ，**260**（４），321-326.，井川房夫・加藤庸子・小林祥泰（2015）脳血管障害の性差（特集　性差医療の最前線：生活習慣病を中心に）―― （性差を考慮すべき疾患）．日本臨床，**73**（４），617-624.

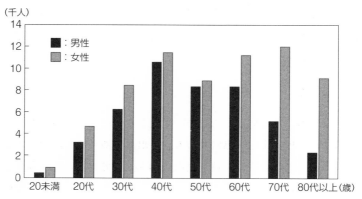

図10-1　平成26年（2014）厚生労働省患者調査における性別および年齢別
　　　　の気分障害（躁うつ病を含む）総患者数

出所：厚生労働省ホームページ患者調査.（http://www.mhlw.go.jp/toukei/list/10-20.html）をも
とに作成。

であり，男女のおかれた状況で生じるとされています。そしてこの2つの性差
の要因が複雑にからんでメンタルヘルスの性差が生まれているのではないかと
考えられています。ここでは，特に抑うつ障害群と不安障害群について取り上
げます。

　抑うつ障害のうちうつ病の女性の有病率は男性の1.5〜3倍です。高齢患者
においてその傾向はより顕著になりますが，その背景には高齢女性に起こる生
活環境の変化による精神的負担の増加があると考えられています[21]（図10-1）。

　また抑うつ障害のひとつである月経前不快気分障害の発症には，ストレス，
対人関係，季節の変化，近年の女性の社会役割の変化などが関係している可能
性があります。

　一方不安障害とは，恐怖と不安，それに関連する行動の障害を特徴にもつ疾
患のことを指します。不安障害にはパニック障害，広場恐怖症，全般性不安障
害がありますが，これらの不安障害群では女性は男性の2倍程度の有病率とい

▷21　雨宮直子（2018）メンタルヘルスと性差．天野惠子（編）性差医学・医療の進歩と臨床展開
　　（別冊医学の歩み）．医歯薬出版，pp. 97-102.，厚生労働省　患者調査．（http://www.mhlw.go.
　　jp/toukei/list/10-20.html）

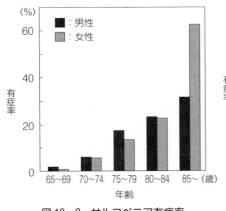

図 10 - 2　サルコペニア有病率
（サルコペニアヨーロッパ
ワーキンググループ：
EWGSOP 診断基準による）

出所：中村耕三（2017）運動器疾患と性差. 医学のあゆ
み. **261**（4）. をもとに作成。

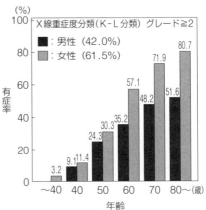

図 10 - 3　変形性膝関節症の有病率

出所：中村耕三（2017）運動器疾患と性差. 医学のあ
ゆみ. **261**（4）. をもとに作成。

う疾患が多く，女性の不安感受性の高さが関連していると考えられています。

　また上記分類には属しませんが，女性に多い疾患として心的外傷後ストレス
障害があります。これは心的外傷的出来事によって恐怖，無力感などを覚える
ことで，その出来事を反復的に，無意識にかつ侵襲的に想起してしまう状態で
す。症状の持続期間によって，症状が1か月以内に消失する場合は急性ストレ
ス障害であり，症状がそれ以上持続する場合は心的外傷後ストレス障害といい
ます。この2つはいずれも女性に多いことがわかっています。

7　運動器疾患と性差

　一般に骨の疾患，たとえば骨粗鬆症や骨粗鬆症に伴う骨折，筋肉にかかわる
疾患であるサルコペニア（加齢に伴い骨格筋の量が低下することにより筋肉や身体
機能が低下した状態）は女性に多く，脊椎の椎骨と椎骨の間にある椎間板に起
こる椎間板変性は男性に多いといわれています（図10 - 2）。また，関節のゆ

るみ，不安定性が関係すると考えられる膝の靭帯損傷，腰椎すべり症，外反母趾，扁平足などは女性に多いと報告されています[22]（図10-3）。これらの違いと女性ホルモンとの関係性についてはまだ結論が出ていませんが，骨量，筋力の低下や思春期から若年成人の女性での靭帯のゆるみにエストロゲンが関与するといった報告が見られています。

　あまり知られていないと思いますが，骨（特に骨芽細胞），筋肉，靭帯，関節軟骨（骨の先端にあり，骨の関節面をおおっている組織）にはエストロゲン受容体があることはすでにわかっています。よって閉経した女性が関節痛を訴えた場合，エストロゲンの枯渇により骨や関節，靭帯に異常がなくても痛みや動かしにくさなどの症状を訴えることがあります。

（学びを深めるためにおすすめの本）

天野恵子編集（2008）性差医学――性差の背景を探る：遺伝子・ホルモン・環境. 医歯薬出版.
　性差医学が日本に広まってから約10年ほど経過した時点での各分野の性差をまとめた本です。現状との比較に有用です。

玉舎輝彦（2006）女性ホルモンの作用と性差の出現. 金芳堂.
　エストロゲンの作用機序がどうして男女差を生じ，また女性に好発する疾患を生み出すことになったかをテーマに解説している本です。

▷22　中村耕三（2017）運動器疾患と性差. 医学のあゆみ，**261**（4），330-336.
▷23　同前掲▷22

予防編
女性が健康でいるために

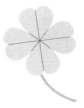

第11章

食事と栄養の健康への影響

この章で学ぶポイント

●女性，特に20代，30代の女性ではやせの占める割合が大きく，栄養の偏りにつながりやすくなることを理解する。
●女性のやせは次世代にまで健康への影響を及ぼすことを理解する。

1　女性と栄養素，食行動

　若い女性では，メディアによってやせていることがきれい，美しいという価値観が広まっていることや，数々のダイエットの情報が氾濫していることなど，やせている，あるいはやせていることへの願望が根底にあることが多くあります。また実際はやせているのにもかかわらず，もっとやせた方がきれいなのではないかという誤ったボディイメージをもつことも多いといわれています。そこでやせるために，間違ったダイエットをしてみたり，食事を抜いてみたり，時間がないことで朝食を抜くことも多くなっています。その一方で，手軽な食事たとえばファーストフードのなどの酸化食や，嗜好本位の食事に偏ってしまいやすくなる傾向もあります。このような食事量や食事行動といった食行動の乱れから，女性にはさまざまな健康問題が生じています。

1　女性のやせ

　厚生労働省の「平成29年度　国民健康・栄養調査結果の概要」（2018）によると20代の女性のやせの割合は21.7％を占めており，この20年ほど20代の女性のやせの割合は20％を超えたまま推移しており，その割合に変化はありません。厚生労働省の「健康日本21」では，20代の女性の BMI 18.5未満を15％にまで

表11-1　やせの者の割合の年次推移（20歳以上，性・年齢階級別）

Trends in the Percentage of Underweight (BMI<18.5), 2004 to 2017

(%)

		16年2004	17年2005	18年2006	19年2007	20年2008	21年2009	22年2010	23年2011	24年2012	25年2013	26年2014	27年2015	28年2016	29年2017
男性	総数　Total	4.7	4.3	4.7	4.2	4.3	4.4	4.6	4.6	4.2	4.7	5.0	4.2	4.4	4.0
	年齢調整値　Age-adjusted	4.9	4.4	4.9	4.5	4.4	4.8	4.9	4.7	4.3	4.8	5.5	4.4	4.7	4.2
	20-29歳	8.4	7.2	9.5	10.6	9.6	12.3	11.6	8.4	7.2	10.5	13.0	8.9	8.2	9.1
	30-39歳	3.8	5.1	3.7	2.0	2.3	3.7	2.6	5.1	4.1	3.7	5.0	3.7	5.2	3.6
	40-49歳	2.1	2.4	2.4	2.6	2.5	2.1	3.0	2.4	3.8	2.7	2.8	2.7	3.7	1.6
	50-59歳	2.0	4.3	3.9	4.3	3.3	2.7	2.3	2.3	2.3	3.5	3.1	2.7	3.1	2.9
	60-69歳	3.0	2.7	3.7	2.1	4.3	3.3	2.9	3.9	3.2	3.0	3.9	3.6	3.2	4.2
	70歳以上	9.9	5.0	6.6	6.6	5.3	6.0	8.0	6.4	5.5	6.2	6.4	5.3	5.1	4.6
	（再掲）20-69歳	3.5	4.1	4.2	3.6	4.0	4.0	3.6	4.0	3.8	4.1	4.5	3.7	4.1	3.7
	（再掲）40-69歳	2.4	3.2	3.4	3.0	3.5	2.7	2.7	3.0	3.1	3.1	3.4	3.1	3.3	3.0
女性	総数　Total	9.8	9.9	9.1	10.7	10.8	11.0	11.0	10.4	11.4	12.3	10.4	11.1	11.6	10.3
	年齢調整値　Age-adjusted	10.5	11.2	9.9	11.7	12.0	11.8	12.5	11.1	12.4	13.2	11.3	12.4	12.7	11.6
	20-29歳	21.4	22.6	21.7	25.2	22.5	22.3	29.0	21.9	21.8	21.5	17.4	22.3	20.7	21.7
	30-39歳	15.6	20.0	13.3	14.0	16.8	14.3	14.4	13.4	17.1	17.6	15.6	15.5	16.8	13.4
	40-49歳	6.6	8.0	8.0	11.4	10.5	11.3	11.3	7.6	11.1	11.0	10.9	10.0	11.2	10.6
	50-59歳	5.4	4.7	4.4	4.5	8.2	8.3	9.8	7.6	8.6	8.5	7.6	11.6	10.0	10.1
	60-69歳	6.3	5.4	6.1	6.2	7.0	6.8	6.0	8.7	8.9	10.6	9.1	6.7	9.0	7.1
	70歳以上	9.7	9.0	8.4	11.6	9.2	11.1	9.0	9.7	9.5	11.9	8.0	10.7	10.4	9.3
	（再掲）20-69歳	9.8	10.2	9.1	10.4	11.3	11.0	11.7	10.6	12.1	13.2	11.0	10.9	12.0	10.7
	（再掲）40-69歳	6.1	5.8	5.9	7.1	8.3	8.3	8.6	8.1	9.4	10.0	9.1	9.1	10.0	9.0

注1：2012年，2016年は抽出率等を考慮した全国補正値である。
注2：年齢調整値は2010年国勢調査による基準人口（20-29歳，30-39歳，40-49歳，50-59歳，60-69歳，70歳以上の6区分）を用いて算出した。
出所：厚生労働省（2018）平成29年度　国民健康・栄養調査報告，p. 204. をもとに作成。

減少させるという目標を立てていますが，現状は目標達成にはまだ遠い状況です。ただし，30代の女性のやせの割合は2016年を除くと2013年以降ほぼ減少傾向にあり，若年でも特に20代にやせの割合が多いといえます（表11-1）。

2　朝食の欠食率

　朝食の欠食率は，2018年の「国民健康・栄養調査」によると，男性では15.0％，女性では10.2％です。性別，年齢階級別にみると，男性では20〜29歳

▷1　厚生労働省（2018）平成29年度　国民健康・栄養調査報告，p. 204.

表11-2　朝食欠食率の年次推移（性・年齢階級別）
Trends in the Percentage of Subjects who Skipped Breakfast, 2003 to 2017

(%)

		15年 2003	16年 2004	17年 2005	18年 2006	19年 2007	20年 2008	21年 2009	22年 2010	23年 2011	24年 2012	25年 2013	26年 2014	27年 2015	28年 2016	29年 2017
男性	総数	13.1	14.3	14.3	14.2	14.7	15.8	15.5	15.2	16.1	14.2	14.4	14.3	14.3	15.4	15.0
	20-29歳	29.5	34.3	33.1	30.5	28.6	30.0	33.0	29.7	34.1	29.5	30.0	37.0	24.0	37.4	30.6
	30-39歳	23.0	25.9	27.0	22.8	30.2	27.7	29.2	27.0	31.5	25.8	26.4	29.3	25.6	26.5	23.3
	40-49歳	15.9	19.0	16.2	20.8	17.9	25.7	19.3	20.5	23.5	19.6	21.1	21.9	23.8	25.6	25.8
	50-59歳	10.0	10.6	11.7	13.1	11.8	15.1	12.4	13.7	15.0	13.1	17.8	13.4	16.4	18.0	19.4
	60-69歳	4.3	4.3	5.6	5.8	7.4	8.1	9.1	9.2	6.3	7.9	6.6	8.5	8.0	6.7	7.6
	70歳以上	3.0	2.8	2.8	2.2	3.4	4.6	4.9	4.2	3.7	3.9	4.1	3.2	4.2	3.3	3.4
女性	総数	8.7	9.4	9.3	8.9	10.5	12.8	10.9	10.9	11.9	9.7	9.8	10.5	10.1	10.7	10.2
	20-29歳	23.6	22.0	23.5	22.5	24.9	26.2	23.2	28.6	28.8	22.1	25.4	23.5	25.3	23.1	23.6
	30-39歳	12.7	15.0	15.0	13.9	16.3	21.7	18.1	15.1	18.1	14.8	13.6	18.3	14.4	19.5	15.1
	40-49歳	7.6	7.8	10.3	11.0	12.8	14.8	12.1	15.2	16.0	12.1	12.2	13.5	13.7	14.9	15.3
	50-59歳	6.7	9.1	8.3	7.7	9.7	13.4	10.6	10.4	11.2	9.2	13.8	10.7	11.8	11.8	11.4
	60-69歳	4.5	5.0	5.5	4.6	5.1	8.6	7.2	5.4	7.6	6.5	5.2	7.4	6.7	6.3	8.1
	70歳以上	3.8	2.9	2.8	2.2	3.8	5.2	4.7	4.6	3.8	3.6	3.8	4.4	3.8	4.1	3.7

注：2012年，2016年は抽出率等を考慮した全国補正値である。
出所：厚生労働省（2018）平成29年度　国民健康・栄養調査報告，p. 197. をもとに作成。

で30.6％，30～49歳までも20％台と高くなっていますが，女性では20歳台が最も高く23.6％であり，30歳台以降は10％台になりますが，20歳台が20％台である状況はこの20年以上変化していません（表11-2）。

　また女性の1日の栄養摂取エネルギーでは，身体活動レベルの低い20歳台では1,650 kcal，30歳台では1,750 kcal が必要とされていますが，実際に摂取されているのは，20歳台で1,694 kcal，30歳台で1,685 kcal と，20歳台では摂取できているものの，30歳台では下回っています。

3　葉酸

　次に妊娠前の女性や妊娠期に必要な栄養素として，葉酸をみていきます。一般の女性では240 μg/日が推奨量，今後妊娠を予定している場合は400 μg/日

▷2　同前掲▷1，p. 197.

が推奨されています。しかし2018年の「国民健康・栄養調査」によれば，摂取量は，妊娠しやすい年代である20歳台では 227 μg/日，30歳台では 226 μg/日であり妊娠を予定している場合には，不足している状況です（表11-3）。

4　カルシウム

またカルシウム摂取では，20歳台，30歳台ともに 650 μg/日が目安とされていますが，20歳台では 420 μg/日，30歳台では 421 μg/日しか摂取できておらず，不足しています。カルシウム摂取は思春期に不足すると骨量の総量値が低値にとどまることになるため，更年期以降に骨量低下のスピードが加速すると早期に骨量減少となり，骨粗鬆症に罹患する年齢が早まる可能性が高くなります。よってカルシウムの摂取不足は避けたいところですが，日本では近年の食事の欧米化により小魚などの摂取が減り，カルシウム摂取不足が続いています。

5　鉄

鉄の摂取量では20歳台，30歳台ともに 10.5 mg/日が目安とされていますが，20歳台では 6.4 mg/日，30歳台でも同じく 6.4 mg/日しか摂取できておらず，不足しています。血液中の赤血球の主成分であるヘモグロビン（Hb）は鉄から作られますが，鉄の摂取不足により Hb が十分に作られなくなることや，青壮年期の女性では月経があることから，女性では鉄不足による鉄欠乏性貧血になりやすいといえます。よって女性では特に鉄分を含む食品の摂取を心がけるように啓蒙することが大切です。

6　亜鉛

さらに人の味覚に関与している亜鉛の摂取量は，20歳台，30歳台ともに 8.0 mg/日が目安とされていますが，20歳台では 7.3 mg/日，30歳台では 7.1 mg/日しか摂取できていない状態です。亜鉛が不足することで食事の味を感じる力が弱まれば，味つけを濃くしてしまい結果として塩分や糖分の取りすぎにつな

▷ 3　同前掲▷ 1，p. 63.

表11-3　栄養素等摂取量（1歳以上，女性・年齢階級別）

（1人1日当たり平均値）

解析対象者	単位	総数	1～6歳	7～14歳	15～19歳	20～29歳	30～39歳	40～49歳	50～59歳	60～69歳	70～79歳	80歳以上	(再掲)20歳以上	(再掲)65～74歳	(再掲)75歳以上
解析対象者	人	3,643	176	245	142	199	317	517	472	620	633	322	3,080	702	595
エネルギー	Kcal	1,713	1,198	1,903	1,885	1,694	1,685	1,704	1,724	1,794	1,750	1,588	1,720	1,759	1,671
たんぱく質	g	64.0	41.3	67.6	67.6	62.2	59.7	61.5	65.4	69.3	68.6	60.7	64.9	68.4	64.6
うち動物性	g	34.5	23.4	39.3	39.1	35.6	33.0	33.0	35.3	36.7	36.1	34.6	34.6	35.9	33.9
脂質	g	55.0	38.4	63.7	66.4	58.3	55.1	56.8	57.5	58.0	51.8	44.5	54.8	54.4	47.6
うち植物性	g	27.5	20.3	34.7	35.5	29.3	29.3	27.9	27.9	28.2	25.6	22.5	26.9	25.4	24.0
飽和脂肪酸	g	15.36	11.83	20.01	19.55	16.39	15.52	15.76	15.85	15.60	13.89	12.15	15.00	14.71	12.88
一価不飽和脂肪酸	g	18.73	12.67	21.27	23.47	20.47	19.05	19.94	19.50	19.68	17.29	14.54	18.65	18.28	15.67
n-6系脂肪酸	g	9.26	5.94	9.66	10.50	9.43	9.27	9.53	9.85	10.05	9.09	7.57	9.36	9.39	8.19
n-3系脂肪酸	g	2.01	1.14	1.90	1.84	1.88	1.87	1.88	2.06	2.32	2.25	1.95	2.08	2.26	2.11
コレステロール	mg	301	194	306	363	328	289	298	312	327	299	261	303	309	280
炭水化物	g	232.4	168.2	259.1	246.3	222.4	227.8	224.2	226.2	239.4	246.8	231.8	233.3	241.7	241.2
食物繊維	g	14.3	8.2	13.0	12.1	11.8	12.5	13.0	14.3	16.5	17.3	14.6	14.8	16.8	15.9
うち水溶性	g	3.4	2.0	3.1	2.8	2.8	2.9	3.4	3.4	4.0	4.0	3.5	3.5	3.9	3.5
うち不溶性	g	10.4	6.0	9.4	8.8	8.6	9.2	9.4	10.5	12.1	12.6	10.7	10.8	12.3	11.7
ビタミンA	μgRE	510	456	512	487	425	438	469	499	552	599	492	514	588	532
ビタミンD	μg	6.6	3.7	5.4	5.0	5.0	5.3	5.5	6.6	7.8	8.8	7.8	7.0	8.3	8.2
ビタミンE	mg	6.4	3.9	6.1	6.3	5.8	6.1	6.3	6.7	7.3	7.0	5.8	6.6	7.0	6.4
ビタミンK	μg	224	112	166	191	196	194	210	234	264	265	235	236	263	250
ビタミンB1	mg	0.81	0.51	0.86	0.85	0.75	0.75	0.79	0.83	0.83	0.85	0.74	0.82	0.86	0.80
ビタミンB2	mg	1.14	0.76	1.24	1.15	1.05	1.00	1.08	1.15	1.24	1.25	1.13	1.15	1.22	1.20
ナイアシン	mg	13.1	7.1	11.6	11.8	11.9	12.2	13.3	13.9	14.9	14.5	12.4	13.7	14.3	13.5
ビタミンB6	mg	1.05	0.64	0.99	0.97	0.93	0.92	0.97	1.06	1.18	1.22	1.05	1.08	1.19	1.14
ビタミンB12	μg	5.1	3.0	5.4	3.7	4.1	4.2	4.6	5.0	5.9	6.4	5.6	5.3	6.1	6.1
葉酸	μg	277	149	226	235	227	226	250	281	322	345	300	290	334	323
パントテン酸	mg	5.21	3.63	5.81	5.30	4.81	4.75	4.92	5.27	5.61	5.67	5.01	5.25	5.59	5.36
ビタミンC	mg	97	46	69	68	68	65	77	91	123	140	114	104	131	129
ナトリウム	mg	3,473	2,046	3,262	3,393	3,182	3,367	3,373	3,465	3,869	3,827	3,452	3,575	3,854	3,624
食塩相当量	g	8.8	5.2	8.3	8.6	8.1	8.6	8.6	8.8	9.8	9.7	8.8	9.1	9.8	9.2
カリウム	mg	2,187	1,326	2,100	1,919	1,796	1,880	1,981	2,232	2,511	2,594	2,229	2,256	2,524	2,415
カルシウム	mg	509	369	646	462	420	421	445	511	552	582	518	508	561	554
マグネシウム	mg	229	133	214	201	190	203	213	237	262	265	229	236	261	246
リン	mg	929	622	1,023	933	843	847	869	950	1,013	1,016	895	939	1,005	956
鉄	mg	7.2	4.1	6.5	6.7	6.4	6.4	6.8	7.4	8.2	8.5	7.3	7.4	8.2	7.9
亜鉛	mg	7.4	5.1	8.3	8.3	6.4	7.1	7.2	7.4	8.1	7.7	7.3	7.4	8.2	7.4
銅	mg	1.05	0.65	1.03	1.03	0.97	0.98	1.00	1.05	1.15	1.18	1.05	1.08	1.16	1.12
脂肪エネルギー比率	%	28.4	27.5	29.6	31.2	30.5	29.2	29.6	29.7	28.7	26.3	24.8	28.2	27.4	25.2
炭水化物エネルギー比率	%	56.6	58.8	54.3	54.3	54.7	55.9	55.9	55.7	55.7	58.0	59.9	56.6	56.9	59.3
動物性たんぱく質比率	%	52.3	54.7	57.5	56.7	55.3	50.8	51.5	52.5	51.5	50.7	50.3	51.5	51.0	50.5
穀類エネルギー比率	%	38.7	41.1	39.8	41.5	40.8	42.2	39.9	37.6	35.8	36.8	39.8	38.4	36.6	38.7

出所：厚生労働省（2018）平成29年度　国民健康・栄養調査報告. p.32. をもとに作成。

がる可能性もあることから，やはり気をつけていきたいところです。

7　食行動の異常

　女性の食行動の変調として最も気をつけたい病気に，神経性やせ症があります。女性は，愛情不足や生きることへの不安を抱くと食行動の異常をきたすことが多いといわれています。このような心理的要因が過度な食欲の低下あるいは逆に食欲の増進に悪影響を及ぼします。摂食障害（第7章も参照）ともいわれるこの病気は俗にいう，拒食症，過食症と呼ばれるものですが，いずれも生命の危機に瀕することがあることは意外と知られていません。拒食症は，やせへの願望や肥満への恐怖心から食事を拒否あるいは少量しか摂取せず，どんどんやせていく病気です。一方の過食症は限度なく食べ続け，むちゃ食いをすることもある病気です。ただし過食症は，食べ続けるだけのことがある一方で，体重増加を防ぐための不適切な代償行動（嘔吐するため自分の手を喉の奥に入れて嘔吐反射を誘発して嘔吐する自己嘔吐誘発，食べたものを排出するための下剤の服用）などをしていることもあり，見た目ではわからないこともあります。

　摂食障害の診断基準は，1）食事を拒否する，2）標準体重の85％以下，3）体重増加や肥満に対する恐怖，4）自己の体型や体重の誤った認識，5）初潮後の無月経，が見られることです。特に食事量が減少する摂食障害では，やせが進むことにより低栄養状態となり，脳にある摂食中枢のバランスが崩れて空腹感を感じにくくなったり，必要食事量が判断できなくなることでより食事量がわずかとなってしまったりて，これらのことからさらに悪循環に陥ってしまうことが多いとされています。

［2］　女性のやせの健康への影響

　2018年の「国民健康・栄養調査」によると BMI がふつうの範囲に当てはまる者の割合は男女とも6割を超えており，肥満の範囲に当てはまる者の割合は，70歳以上では女性の方が多いもののそれ以下の年齢ではすべて男性の方が高く

なっています。反対にやせの範囲に当てはまる者の割合は，20歳以上の女性で
はすべての年代で男性より高くなっており，20代では5人に1人がやせに相当
するレベルとなっています。

1　月経への影響

　女性ホルモン（エストロゲン）は，コレステロールを原料にして作られます。
正常な月経の維持のためには，体脂肪率22％，BMIで18が必要とされており，
その維持が重要です。やせにより上記基準を下回って体脂肪が減少すると，女
性ホルモンの産生が阻害され卵巣や子宮内膜の成熟が阻害されてしまうため，
月経がこなくなる無月経や月経周期が乱れる月経不順を引き起こすことにつな
がります。

2　骨代謝への影響

　女性の骨量が増加するスピードが最も大きくなるのは思春期です。このころ
は腸管からのカルシウムの吸収率も高まることから，この時期のカルシウム摂
取は必須であるといえます。またエストロゲンの分泌量は骨量に関連しており，
閉経をむかえてエストロゲンの分泌低下がすすむと骨吸収を促進させてしまい
（骨からカルシウムがどんどん抜けてしまう）骨量が低下してしまうため，骨粗鬆
症を引きおこしやすくなります。

3　女性のやせの次世代への影響

1　思春期から妊娠前への影響

　ダイエットによって体内の栄養が不足した（飢餓）状態が続くと，性腺刺激
放出ホルモン（GnRH）とそれによって分泌がコントロールされている性腺刺
激ホルモン（LH，FSH）の分泌が減少し，女性ホルモンであるエストロゲンの
分泌が減少します。それによって無月経や月経不順が起こり，卵巣や子宮内膜

の成熟が阻害されることにもつながります。

2　胎児，新生児への影響

　母体がやせた状態で妊娠した場合は，胎児，新生児に影響が及び，胎児では非感染性の切迫早産や低体重児のリスクを高めることがわかっています。また出生児の平均体重はこの39年間で男女とも約 200 g 減少していますが，その要因の一つとして，妊娠中に太ることを気にして十分な食事量を摂取しない妊婦が増加したためではないかと考えられています。近年は全出生数に対する低体重出生児の出生数割合は増加傾向から横ばいとなっていますが，妊娠中の体重増加が不十分であると低出生体重児が生まれるリスク要因となるため，妊娠中に母体，胎児ともに管理していくことが重要です。

3　成人期への影響

　バーカー（Barker, D.）が提示した「成人病胎児起源説」では，「受精時や胎児期，または乳幼児期に，低栄養または過栄養の環境に曝露されると，生活習慣病の遺伝素因が形成され，その後の生活習慣の負荷により成人病が発症する」と述べられています。この説はその後，「疾病及び健康は胎生期を中心とした極めて初期にその素因が形成される」という Developmental Origins of Health and Disease 学説（DOHaD：適切な日本語訳はまだないが，「胎児プログラミング仮説」という訳があります）に発展しています（第5章も参照）。

　このように女性のやせは本人だけの問題ではなく，次世代の健康にも大きな影響を及ぼすことが示唆されていることから，次の世代教育を見据えて妊娠中の適正体重の維持，管理が必要となります。

4　働く女性と食事

　女性がやせていることの原因のひとつとして，女性の社会進出が進み労働時間の長期化が影響を与えていることも考えられています。労働時間の長期化は，

食習慣や食品の質に変化をもたらすといえます。食習慣としては，たとえば朝食を欠食するだけではなく仕事の合間にとりあえずの空腹を満たすための間食をしたり，遅い夕食となってしまい太ることを心配して摂取量を抑えたり欠食したりすることにつながるともいえます。また就寝前の食事は消化に悪いだけではなく翌朝の食欲を軽減させ，結果的に朝食の欠食が生じて1日に必要なエネルギーが十分に摂取できないことにもなります。こうしてエネルギー摂取が減少すれば，カルシウム，鉄などミネラルの不足も当然生じてきます。結果として次世代の胎児の成長に影響するだけでなく，更年期以降の骨粗鬆症や貧血のリスクを高めることにもなります。

　また食品の質としては，家庭内での食事から家庭外の食事に依存する割合が高くなってきています。消費者の意識調査（2013年）では，昼食，夕食ともに回答者の70%越えが月に1回以上，30%超えが週に1回以上外食していると回答しています。特に若年層の20代や高収入層でその割合が増加しています。また中食（加工食品や調理済の食品を購入して家庭や職場で食べたり，宅配や出前を利用したりすること）を週に1回以上利用する割合は，昼食35%，夕食27%であり，外食の割合（それぞれ38%，30%）と拮抗しています。多頻度で利用する者も少なくなく，外食と同様に中食が定着してきています。このように食の外部化率は今後も増加することが予測されます。しかし外食や中食では，加工食品を用いる場合もあるためエネルギーや塩分の過剰摂取となりそのことが病気につながると考えられます。

　そうした病気の発症を抑制するためにも，女性の生涯の健康を見据えた食習慣の確立や食品の質に留意することが重要です。

5　女性と味覚

　味は舌に存在する味蕾を刺激することで認識されます。味蕾は味を感じる味

▷4　日本政策金融公庫（2013）外食に関する消費者意識と飲食店の経営実態調査．(https://www.jfc.go.jp/n/findings/pdf/seikatsu25_1218a.pdf)

細胞から構成されていますが，この味細胞は約1か月周期で入れ替わるとされ，味細胞の再生には多くの亜鉛が必要です。もし亜鉛の摂取が不足すると，味細胞の再生の遅れひいては味蕾の新生，交代時間を延長させ，その遅れが味物質の感度を低下させて味覚障害につながります。若い女性の場合では亜鉛の摂取不足が起きる要因は，食事量の低下のほか，手軽に摂取可能なファーストフードや加工食品の中に亜鉛を結合して体内への吸収を妨げる食品添加物が含まれるものが多いことから，こうした要因によって亜鉛の吸収阻害，排泄の増加が起こり味覚障害のリスクが高まるといえます。

　また女性の味覚は女性ホルモンの変動により変化が生じるといわれており，月経周期による味覚の変化や妊娠中の味覚の変化などが多く報告されています。女性の月経周期における味覚の変化として，卵胞期に比べ黄体期に濃い味のものを好む，黄体期に食欲の増加や甘いものを好む，黄体期に味覚が低下するなどの報告があります。そのほか妊娠女性の味覚は，妊娠していない女性と比べて感度が低下するといわれていますが，特に塩味の味覚の低下に関する報告が多く，酸味や甘みの強い食品を選ぶ傾向にあって味覚の閾値が高いことが多い傾向にあります。さらに妊娠女性の舌咽神経領域（舌の奥）では，味覚感度と栄養摂取量に相関を認め，塩分や糖分の摂取量が多い妊娠女性ほど酸味の味覚変化が鈍化する傾向があるという報告もあります。このように，女性の味覚は女性ホルモンの影響だけでなく栄養素の摂取量との関係も示唆されています。

⌈6⌋　女性とサプリメント

　サプリメントとは，ビタミンやミネラルなどの特定成分が濃縮された製品のことです。錠剤やカプセルの形状をしているものが多いですが，病気の治療に用いる薬品ではなく食品に分類されます。薬剤のように効果が十分に示されていないことも多いことから，疾患の治療や予防に効果があるという表示はでき

▷5　立岡弓子（2017）女性の健康と看護（新母性学看護テキスト）．サイオ出版，p. 121.
▷6　同前掲▷5

ないことになっています。

　サプリメントは有効性と有害性を考慮し，有害性より有効性が高いと考えられる時に使用するのが望ましいと考えられています。ただし，サプリメントは医薬品と比較して作用は穏やかであることから，有効性すなわち効果が期待できるか判断するのは難しいことが多くなるといえます。サプリメントは医薬品ではないことから医師の処方箋は不要であり，消費者はドラッグストアやインターネットを通じて気軽に入手することができます。ただ特定成分を効率良く摂取できるというメリットから，効果を期待しすぎるとサプリばかりに頼るようになってしまい，それが過剰摂取を招く危険性もあるといえます。

　健康被害症例のデータを分析した結果によると，性別では女性が多く，原因成分として多かったものは，植物由来のクロレラ，ウコン，ミネラルのゲルマニウムなどでした。健康被害の臓器別副作用としては，肝臓，胆管障害が最も多く，次いで皮膚，皮膚付属器障害，代謝，栄養障害，泌尿器障害，免疫障害の順でした。[7]

　一般に複数の薬物を同時に摂取する場合，薬物相互作用により副作用が生じる可能性がありますが，これは医薬品どうしに限ったことではなく健康食品であるサプリメントの摂取でも起こり得ます。また健康食品には医薬品成分が含まれている場合があり，その場合は医薬品との併用により過剰摂取や作用の増強，減弱，副作用の出現のリスクが高まることになります。現在日本人の2人に1人がいずれかの形でサプリメントを使用しているともいわれており，男女の比較では女性の方が多いと報告されています。サプリメントは種類も多くメーカーも多くありますが，医療者はサプリメントの効用，安全性を理解し，対象者へ正しい知識の提供をすると同時に，対象者もサプリメントだからと安心せずに体調の変化に留意していく必要があります。以下に，代表的なサプリメントと副作用をあげます。

▷7　同前掲▷5

1　ビタミン

　ビタミンは，生物の生存，生育といった機能を正常に保つために必要な有機化合物ですが，体内ではほとんど合成できないため食物からの摂取が必要な栄養素です。ビタミンは水溶性ビタミンと脂溶性ビタミンに分類されます。

　水溶性ビタミンには，ビタミンB群とビタミンCがあります。水溶性ビタミンは，水に溶けて尿に排泄されるため食物からの摂取で血液中のビタミンが多くなる過剰症は起こりにくいですが，サプリメントを用いる場合には，過剰摂取の可能性もあるので注意が必要です。

　一方脂溶性ビタミンは，ビタミンA，ビタミンD，ビタミンE，ビタミンKがあり，いずれも身体の機能を正常に保つ働きをしています。脂溶性は水溶性と異なり逆に油に溶けやすく，体内では主に肝臓や脂肪組織に貯蔵されるという特徴があるため，多量に摂取すると過剰症が問題となる可能性があります。

　ビタミンの場合は医薬品として販売されている場合も多くあり，そのほうが吸収速度や含有量も高いため効果を得られることが多く，医療用薬剤を使用するかサプリメントを使用するのかは，用途に合わせて選択する必要があります。

2　葉酸[8]

　葉酸は水溶性ビタミンであるビタミンB群の1種であり，細胞増殖に必要なDNA 合成に関与しています。また，ホモシステインというアミノ酸の一種がタンパク質の合成に必要なメチオニンという必須アミノ酸に変換される過程に必要とされています。葉酸の欠乏は，欧米諸国での大規模な疫学研究において，胎児の細胞増殖に必要な妊娠初期に摂取が不足すると，胎児の神経管閉鎖障害リスクが高まることがわかり，受胎前後の十分な葉酸の摂取が胎児の神経管閉鎖障害の発症リスクを軽減させることが報告されました[9]。これを受けて，妊娠を希望する女性に対しては食事からだけではなく，サプリメントなどの栄養補

▷8　第5章，第11章も参照してください。
▷9　同前掲▷5，p. 121.

助食品からも合わせて葉酸を摂取するように勧告が出され，その結果，欧米では神経管閉鎖障害の発症率が減少しました。

　食品中の葉酸は，ポリグルタミン酸型として野菜や柑橘類，レバーなどに多く含まれています。しかし体内でモノグルタミン酸として消化，吸収される過程でさまざまな影響を受けることや，水溶性ビタミンであるため水洗いや加熱調理による損失が大きいことから，生体利用率は50％以下といわれています。一方サプリメントや加工食品に使用される合成型葉酸では，安定性と生体利用率が高くなっています。現状では妊婦の葉酸摂取量は，神経管閉鎖障害のリスクを軽減することに対して，決して十分とはいえない量となっています。このため日本でも神経管閉鎖障害のリスクの軽減に対するため，葉酸摂取は食事に加えて栄養補助食品の使用が勧告されるようになりました。

　2018年の日本人食事摂取基準では，成人女性における葉酸摂取の摂取推奨量は 240 μg/日であり，サプリメントや強化食品に含まれる合成型葉酸の耐用上限量は18〜29歳と70歳以上で 900 ug/日，30〜69歳で 1000 ug/日とされています。また妊娠を計画している女性や妊娠の可能性がある女性の場合は，神経管閉鎖障害のリスク軽減のために 400 ug/日の付加摂取が推奨されています。

　ただし，サプリメントや栄養補助食品での摂取は耐用上限量を超えやすいことや，ビタミンB12欠乏症を診断させにくくしてしまうため，加工食品から摂取する場合には，適切な摂取量と継続的な摂取を促すことが必要です。

3　大豆イソフラボン

　イソフラボンはフラボノイドの1種です。マメ科の植物に多く含まれ，ほとんどの場合食品中にはゲスニチン，ダイジン，グリシチンといった配糖体として存在しています。大豆イソフラボン配糖体は，腸内細菌の作用等により，大豆イソフラボンアグリコンとなり腸管から吸収されます。

　更年期には卵巣機能が低下し，エストロゲンの分泌が減少することにより，ほてり，発汗，不眠などの症状が出現しますが，日常生活に支障をきたすほど症状がひどい場合には更年期障害と診断されます（詳細は第6章を参照して下さ

い）。治療のひとつとして，エストロゲンを投与するホルモン補充療法が行われますが，イソフラボンは植物エストロゲンの一種で化学構造がエストロゲンに似ているため，エストロゲン受容体に結合することができることから，治療効果が期待できるものです。なお大豆イソフラボン配糖体はそのままではエストロゲン受容体に結合しませんが体内で大豆イソフラボンアグリコンに変化して上述のような生体作用を現します。

　女性，男性の大豆イソフラボンアグリコンの安全な１日摂取目安量の上限値は 70～75 mg/日とされています。また特定保健用食品として摂取する場合は，安全な１日上乗せ摂取量の上限値は 30 mg/日です。一方，胎児，乳幼児，小児，妊婦では，日常的な食生活に上乗せして摂取することは推奨できないと推測されています。理由として，動物実験では外来性のエストロゲンの感受性が高いことが示唆されています。[10] また，乳がんの既往患者では長期使用の場合には慎重投与が必要な場合もあります。一般に閉経後の女性には健康維持のために必要であり，大豆製品からの摂取が望まれます。

4　DHA

　脂質の１つである脂肪酸は，飽和脂肪酸，不飽和脂肪酸，一価不飽和脂肪酸，多価不飽和脂肪酸に分類されます。多価不飽和脂肪酸は，n－3 系脂肪酸と n－6 系脂肪酸に分類され，n－3 系脂肪酸には，食用調理油由来のα－リノレン酸と魚由来のエイコサペンタエン酸（EPA），ドコサペンタエン酸（DPA），ドコサヘキサエン酸（DHA）などがあります。脂質は重要なエネルギー産生の主要な気質であり，脂溶性ビタミン（A，D，E，K）やカロチノイドの吸収を助ける働きがあります。脂肪酸は，炭水化物やタンパク質よりも１g あたり２倍以上のエネルギー価をもつことから，エネルギー蓄積物質となりますが，n－3 系脂肪酸は体内で合成することができないため，欠乏すると皮膚炎などが発症するといわれています。

▷10　内閣府（2006）大豆イソフラボンを含む特定保健用食品（3 品目）の食品健康影響評価のポイントについて．(http://www.fsc.go.jp/hyouka/isoflavone/hy_isoflavone_hyouka_point.pdf)

　食事摂取基準（2015年版）において，成人女性の n‐3 系脂肪酸の食事摂取基準の目安量は18〜49歳が 1.6 g/日，50〜69歳が 2.0 g/日，70歳以上が 1.9 g/日とされています。日本人の EPA や DHA は，生活習慣病の発症予防に注目され，日本人を対象とした研究において，脳卒中や糖尿病，乳がん，大腸がん，肝がん，加齢黄斑変性症があるタイプの認知障害，うつ病に対する効果が報告されています。

　EPA や DHA は魚由来ですが，魚には水銀やカドミウム，鉛，スズ，ポリ塩化ビフェニル，ダイオキシンなどの有害物質が含まれ，その含有量は魚の種類や地域により異なっています。よって魚の摂取にあたっては有害物質の耐容摂取量にも注意する必要があります。市販のサプリメントの多くは，これらの有害物質は除去されています。

（学びを深めるためにおすすめの本）

太田博明編（2011）ウェルエイジングのための女性医療．メディカルレビュー社．

　ライフステージ別に女性の健康と食事の関係をまとめていたり，機能性食品について女性の健康維持や改善に係る内容を紹介しています。

町田和彦・岩井秀明（編）（2012）21世紀の予防医学・公衆衛生．杏林書院．

　栄養素からサプリメントまでその特徴と健康への影響が詳細にまとめてられています。

第12章

女性の賢いお酒の飲み方

この章で学ぶポイント
_____

●お酒の基礎知識を学び，楽しくお酒を飲む方法を身につける。
●お酒が女性の身体に与える影響を知り，お酒による病気にかからないようにする。

1	お酒とは何か

　お酒を知らない人はいません。でもお酒とは何でしょうかと，その定義を訊かれたら，それを正確に答えられる人が何人いるでしょうか。また，お酒を飲めば"酔う人"もいれば，"酔わない人"もいるでしょう。"酔う"とはどういうことなのでしょう。どうして"酔う人"と"酔わない人"がいるのでしょう。そして，お酒の影響は男性と女性とでは同じなのでしょうか。お酒のことは知っていそうで，意外に知らないことが多いものです。皆さんの中にはお酒を飲んだことがある人もいれば，まだ飲んだことがないという人もいるでしょう。飲んだことのない人もいずれ飲む時がくることでしょう。その時までにお酒とは何なのか，お酒を飲むとどのような影響があるのかを知っておくことはとても大切なことです。

　まず，お酒の定義を確認しておきましょう。日本の法律，すなわち酒税法で定められた定義があります。それは「アルコール度数が１％以上の飲料」というものです。アルコール度数とは，あるアルコール飲料の中のアルコール（エタノール）の体積濃度を百分率（％）で表した割合（日本の酒税法では温度が

_____

▷1　アルコール類には，エタノール以外にもメタノール，イソプロパノールなどが含まれますが，
　一般的にはエタノールを意味することが多く，また，飲料用のアルコール，すなわちお酒はエ↗

表12-1　酒税法によるお酒の種類

種　　類	内　　訳
発泡性酒類	ビール，発泡酒，その他の発泡性酒類（ビールおよび発泡酒以外の酒類のうち，アルコール分が10度未満で発泡性を有するもの）
醸造酒類（※）	清酒，果実酒，その他の醸造酒
蒸留酒類（※）	連続式蒸留しょうちゅう，単式蒸留しょうちゅう，ウイスキー，ブランデー，原料用アルコール，スピリッツ
混成酒類（※）	合成清酒，みりん，甘味果実酒，リキュール，粉末酒，雑酒

※：その他の発泡性酒類に該当するものは除く。

出所：日本関税協会　リファレンス「酒類の分類及び品目と酒類の定義」，をもとに筆者作成。

15℃での割合）のことです。そして，お酒は4種類に大別され（表12-1），さらに17品目に分類されています。

　お酒は表12-1のように種類が定められているので，何がお酒で，何がお酒でないかは明確に分けられています。でも，定義はともかくとして，物質としてのアルコールは，実はここに定められた飲み物以外にも身の回りの食品の中にあるのです。つまりアルコール度数1％未満，あるいは場合によっては1％以上の飲み物でもお酒に分類されていないものがあるために，リポビタンDのような，いわゆるドリンク剤は，皆さんはお酒と思わずに普段から飲んでいるのです。

　国税庁の「酒税法及び酒類行政関係法令等解釈通達」では，「アルコール事業法の適用を受けるもの（同法の規定する特定アルコールを精製し又はアルコール分を90度未満に薄めたもので，明らかに飲用以外の用途に供されると認められるものを含みます）や医薬品医療機器等法の規定により製造（輸入販売を含みます）の許可を受けたアルコール含有医薬品・医薬部外品などは酒税法上の酒類から除かれます（根拠法令等：酒税法第2条　法令解釈通達第2条関係）」とあります。表12-2を見てください。これは1989年10月に実施された調査の報告書に記載された，いわゆる "ドリンク剤" に含まれていたアルコールの濃度です。

　このドリンク剤の中には，みなさんがよく知っているものもあるでしょう。

＼タノールであるため，本書ではエタノールの意味でアルコールと表記します。

表12-2　ドリンク剤に含まれているアルコールの濃度

商品名	アルコール濃度（v/v%）
アリナミンVドリンク	0.13
エスカップE-100	1.54
グロンサン強力内服薬	2.42
新グロモント	0.04
スーパーユンケル	0.73
チオビタドリンク	0.96
ユンケル黄帝液	2.45
リゲイン	0.68
リポビタンD	0.04
リアルゴールド	0.09

出所：何川涼・守屋文夫（1990）市販のドリンク剤及び清涼飲料水のアルコール含有量について．川崎医学会誌，**16**（2），180-184．より一部抜粋。

飲んだことのあるものもあるかもしれません。もし飲んだことがあるとすると，皆さんは知らず知らずのうちにアルコールを飲んでいたことになります。定義としてはお酒ではなくても，アルコールが含まれているのです。当然，私たち自身がお酒と認識していなくても，身体はそれをアルコールとして認識します。法律で定義されていないから安全・安心ではなくて，大切なことは，普段から私たちは，知らず知らずのうちにアルコールを身体の中に入れていることもあるのだと知っておくということです。

　さて，話をお酒のアルコール度数に戻しましょう。普段，身の回りにあるお酒に含まれているアルコールの量（g）を計算してみましょう。計算式は以下のようになります。

アルコールの量(g)＝お酒の量(mL)×（アルコール度数(%)÷100)×0.8

　最後の0.8はアルコールの比重で，単位は g／mL です。この計算式を使って，よく知られているお酒に含まれているアルコール量（g）を計算してみましょう。まず，一般に市販されているビールのアルコール度数は大体5％です。そこで，1缶500 mL，アルコール度数を5％として上の計算式を使って計算

してみましょう。

$$ビール500\,mL　に含まれているアルコールの量(g)=500×0.05×0.8=20(g)$$

　以上のように，アルコール度数5％のビール500\,mL に含まれているアルコールは20\,g だということがわかります。では，この20\,g という量はどのような意味をもっているのでしょうか？　生活習慣病のリスクを高めるアルコール量が，男性40\,g，女性20\,g と言われています。

　すなわち，女性が生活習慣病を予防するためには，ビール500\,mL に含まれているアルコール量が1日に飲む量の上限であると解釈できるのです。

□2□　お酒の吸収と代謝

1　アルコールが水・二酸化炭素になるまで

　お酒，すなわちアルコールは体内に入ると，酵素の働きにより2段階の代謝を受け，最終的に水と二酸化炭素に分解されて，汗や尿，呼気から排出されます。

　お酒を飲んで，アルコールが身体に吸収されてから出ていくまでの過程をまとめてみました。次の4段階になります（図12-1）。

　第1段階：吸収の段階です。お酒として飲まれたアルコールは，消化を受けずにそのままのかたちで吸収されます。約20％が胃から，残りが小腸から吸収され，血液を介して肝臓まで運ばれます。

　第2段階：ひとつめの代謝の段階です。肝臓まで運ばれたアルコールは，アルコール脱水素酵素（alcohol dehydrogenase 1B：ADH1B）によってアセトアルデヒドという毒性の強い物質に変換されます。この物質が血液中にたまると，顔が赤くなったり，動悸，嘔気，頭痛などのさまざまな不快な症状（いわゆる"悪酔い"）が出てきます。アルコールをアセトアルデヒドに代謝する過程では，もうひとつの酵素ミクロゾームエタノール酸化酵素（MEOS）が働くこともあ

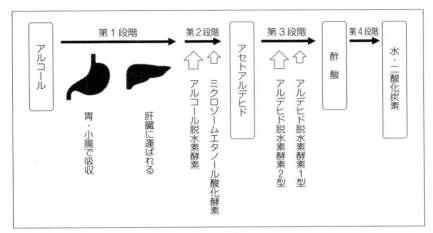

図12-1　アルコールの代謝過程

出所：筆者作成。

りますが，これについては後述します。

　第3段階：ふたつめの代謝の段階です。アセトアルデヒドは，アルデヒド脱水素酵素2型（aldehyde dehydrogenase2；ALDH2）によって酢酸（いわゆる"お酢"です）に代謝されます。アルデヒド脱水素酵素1型（ALDH1）も補助的に代謝にかかわっています。

　第4段階：排出の段階です。酢酸は無害な物質であり，全身を血液にのって循環していくうちに二酸化炭素と水に分解され，体外に排出されます。

　以上の4段階を経て，ほとんどのアルコールは最終的には二酸化炭素と水に分解されますが，約10％のアルコールは代謝されずに，そのままのかたちで汗や尿，呼気に含まれ，体外へ排出されます。

2　アルコール代謝酵素遺伝子と代謝

　以上のように，飲んだお酒はアルコールとして体内で代謝されていきます。この代謝の進み方には個人差があり，これがいわゆる"お酒に強い，弱い"に関係しているのです。すなわち，代謝に関わる酵素の働き方の強さ，弱さが

"お酒に強い，弱い"に関係していて，これは遺伝子のタイプによります。このようにひとつの遺伝子でも，個人個人によってタイプが異なることを遺伝子多型と呼んでいます。上述した ADH1B と ALDH2 のそれぞれに遺伝子多型が存在しています。一般的に，*ALDH2* 遺伝子の野生型アレルを *ALDH2*1*，変異型を *ALDH2*2* と呼んでいます。

　ADH1B 遺伝子には His47Arg 多型があり，47番目のアミノ酸がヒスチジン（His）の人とアルギニン（Arg）の人がいます。アルギニン型の人はアルコールを代謝する速度が速く，アセトアルデヒドが生成しやすいため，酔いやすいのです。東洋人に多いタイプです。

　ALDH2 遺伝子には Glu487Lys 多型があり，ALDH2 の487番目のアミノ酸がリシン（Lys）の人とグルタミン酸（Glu）の人がいます。リシン型の人はALDH2 が十分に働かずに，アセトアルデヒドがなかなか代謝されていかないので酔いやすくなります。

　まとめてみますと，*ADH1B* 遺伝子がアルギニン型の人は飲酒するとアセトアルデヒドが早くでき，*ALDH2* 遺伝子がリシン型の人は飲酒してできたアセトアルデヒドがなかなか分解されずに体内に貯留するので，飲酒すると顔が赤くなったり，動悸がしたりして不快な反応を引き起こします。このタイプの人たちはお酒には弱いのですが，逆にそのために依存症にはなりにくいのです。私たちは，*ADH1B* と *ALDH2* の遺伝子型の組合せにより，表12-3の9通りのタイプに分けることができます（表12-3，表12-4）。

　このような遺伝子検査により，自分がどのタイプの遺伝子をもった人間なのかを理解すれば，自分に合った適切な飲み方で安心してお酒を飲むことができます。遺伝子検査以外にも，アルコールパッチテストと呼ばれる検査もあり，これらをうまく活用して自分の体質に合ったお酒の飲み方を理解し，実践しましょう。

▷2　遺伝子には，父親から受け継いだ遺伝子と母親から受け継いだ遺伝子の2セットがあり，同じ遺伝子座を占めるそれぞれの遺伝子をアレル（対立遺伝子）と呼びます。

表12-3　遺伝子型によるタイプ分け

| | | ALDH2 遺伝子 | | |
		Glu/Glu	Glu/Lys	Lys/Lys
ADH1B 遺伝子	His/His	A	B	C
	His/Arg	A	B	C
	Arg/Arg	D	E	C

出所：NIKKEI STYLE（日本経済新聞社）2012年7月26日記事をもとに筆者作成。

表12-4　タイプ別の特徴

タイプ	
A	お酒に強く，酒量が増えがちなので，高血圧，脳梗塞，アルコール依存症になりやすい。
B	飲み続ければ，ある程度はお酒が強くなりますが，上部消化管がんになりやすい。
C	全くお酒が飲めないタイプ。アルコールの分解が遅いので，急性アルコール中毒に注意。
D	赤くならないが，酒が残りやすい。アルコール依存症に最もなりやすく，がんのリスクも高い。
E	赤くなるが程度は軽い。アルコール依存症，がんのリスクはともに高い。

出所：NIKKEI STYLE（日本経済新聞社）2012年7月26日記事をもとに筆者作成。

3　お酒のからだへの影響

1　アルコールの毒性

　お酒はなぜ飲み過ぎてはいけないのでしょうか。この節では，お酒の体への影響について学んでいきます。お酒，すなわちアルコールを体内に取り入れることによってさまざまな毒性が私たちの体に影響を与えます。いわゆる"酔う"ということです。"酔い"には，アルコールによる脳の麻痺と，体内でのアルコール分解の過程で生じるアセトアルデヒドの毒性による"酔い"との，2種類があります。まず，アルコールの影響を血中濃度ごとにみてみましょう。

表12‐5　アルコールの血中濃度と酔いの症状

血中アルコール濃度	酩酊度	酔いの症状
20〜40 mg/dL	爽快期	陽気になる，皮膚が赤くなる
50〜100 mg/dL	ほろ酔い期	ほろ酔い気分，手の動きが活発になる
110〜150 mg/dL	酩酊初期	気が大きくなる，立てばふらつく
160〜300 mg/dL	酩酊極期	何度も同じことをしゃべる，千鳥足
310〜400 mg/dL	泥酔期	意識がはっきりしない，立てない
410 mg/dL 以上	昏睡期	揺り起こしても起きない，呼吸抑制から死亡に至る

出所：厚生労働省 e‐ヘルスネット　飲酒・アルコールの作用. をもとに筆者作成。

表12‐5にアルコールの血中濃度とそれぞれの身体への影響をまとめてみました。

2　アセトアルデヒドの毒性

お酒を飲んだ時に生じる，嘔気，頭痛，動悸などの不快な症状や顔が赤くなるなどの現象はアセトアルデヒドの毒性によるものです。さらに，アセトアルデヒドには発がん性があるともいわれています。

アセトアルデヒドは，前述した ADH1B によりアルコールから生成し，ALDH2 によって酢酸へと代謝されて血中から消えていきます。

アセトアルデヒドは，お酒以外にも建築材から蒸気として人体に症状を誘発したり（シックハウス症候群），煙草の煙に含まれていたりして，広く私たちに悪影響を及ぼす有害物質です。

3　MEOS の働き：飲酒と薬物の関係

ミクロゾームエタノール酸化酵素（MEOS）という酵素があります。身体に吸収されたアルコールのおよそ80％は ADH によって代謝されますが，残りの20％はこの MEOS によって代謝され，ADH による代謝と同様に，アセトアルデヒドになります（図12‐1）。お酒を飲み続けると，最初はすぐに酔った人もだんだんとお酒に強くなることがあります。これは，MEOS が増えてア

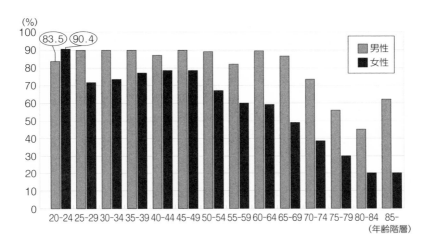

図 12 - 2　年齢・性別の現在飲酒者の割合

出所：厚生労働省　e－ヘルスネット．飲酒　女性の飲酒と健康．をもとに作成。

ルコールをより分解できるようになり，お酒に強くなっていくことが理由です。さらに MEOS は服用した薬物の成分をも分解してしまうため，薬効が低下することがあります。この酵素の働きが強くなっている人が病気になった時に薬を使おうとしても，期待された効果が出にくいということになってしまいます。

4　女性の生理的特徴と飲酒

　お酒は百薬の長ともいわれます。正しい飲み方をすれば，あなたの健康を守ってくれます。最近は女性の飲酒量が増加しています（図12-2）。ここまでお酒の特性と人の体に対する影響について学んできました。では，女性にとってはどのような特性があるのでしょうか。女性であるがゆえの影響とは何でしょうか。

　1988年には52.6％だった「飲めるがほとんど飲まない人を含めた女性の飲酒率」が2017年には72.9％と20％以上も増加しています。また，女性の重症型ア

▷3　日本酒税中央協会（2017）日本人の飲酒動向調査．報道関係者用資料．

ルコール性肝炎患者も近年増加しており，男性と比べても増加傾向が大きいようです。また，女性ホルモンがアルコール代謝酵素を阻害すると言われており，女性の胃の中の ADH 量は男性より低いという研究報告もあります。女性は男性より少量，かつ短期間でアルコール依存症，アルコール性肝障害を引き起こすので特に注意が必要です。お酒の作用の発現に与える女性の身体的特徴を，男性と比較してまとめると次のようになります。

- 身体が小さく，体重が軽い
- 脂肪が多い一方で，筋肉が少ない
- 肝臓の体積も小さく，代謝能力も低い
- 女性ホルモン（エストロゲンなど）がアルコール代謝を抑制する

　以上のような女性特有の身体的特徴があることを考えると，男性と同じようなペースでお酒を飲むと，男性以上にお酒の悪影響が出やすいことが理解できます。すなわち，血中アルコール濃度が高くなりやすく，急性アルコール中毒になりやすい，肝障害やがんなどを発症しやすい，また女性特有の飲酒にかかわる疾患にもかかりやすいことなどの影響が出るのです。

　実際に女性の飲酒とさまざまながんの発症との関連が指摘されています。米国ハーバード大学の研究報告によると，大腸がん，乳がん，口腔がん，咽頭がん，肝臓がん，食道がんなどの，いわゆる飲酒関連癌では，飲酒の影響に男女差が認められたということです。男性の軽度から中等度の飲酒者では，喫煙者でのみ飲酒量の増加に伴う発がんリスクが上昇しましたが，女性では1日に1杯程度の飲酒者で喫煙・非喫煙者ともに飲酒関連癌の発症リスクが有意に上昇しました。特に乳がんのリスクが上昇したようです。このように健康への影響は男性よりも女性に顕著であることが明らかにされています。

▷4　堀江義則・石井裕正（2002）重症型アルコール性肝炎の全国調査．日本消化器病学会雑誌，**99**，1326-1333.

▷5　Frezza, M. et al. (1990) High blood alcohol levels in women. The role of decreased gastric alcohol dehydrogenase activity and first-pass metabolism. *N. Engl. J. Med.*, **322**, 95-99.

▷6　Cao Yin, et al. (2015) Light to moderate intake of alcohol, drinking patterns, and risk of cancer : results from two prospective US cohort studies. *BMJ*, **351**, h4238.

5　女性のアルコール依存症とキッチンドリンカー

　アルコール依存症とは，飲酒を続けることでアルコールへの耐性・精神的および身体的依存が形成され，飲酒のコントロールが自らではできなくなる状態をいいます。女性の飲酒率の上昇に伴い，女性のアルコール依存の患者数も増加していると言われています。[7]

　具体的な症状は，まず飲酒を抑えられない状態になってしまいます。すなわち，飲んではいけない時，飲んではいけない場所で，お酒を飲みたいという気持ちを抑えきれずに飲んでしまう。場合によっては，飲むことで暴力的になったり，不適切な行動をとったりします。さらに進行すると，飲酒後48時間ほど経ち，身体からアルコールが抜けていくと，汗をかいたり，手足が震えたり，幻覚が見えたりするようになります。いわゆる「禁断症状」が出現するのです。そして，禁断症状を恐れて，飲酒を止められなくなり，社会的な生活を営むことが困難になってしまうのです。

　アルコール依存症は，40歳台の主婦や離婚後の女性に多いとされています。子育てに没頭して自分が楽しむ趣味ももてずにきた主婦が，子どもから手が離れた途端に，何をしてよいのかわからないうちにさびしさを紛らわすために飲んだお酒が止められなくなり，その挙句，アルコール依存症になってしまうことがあります。離婚後の女性にも同様の状況が生じることがあります。特に，女性が家事をしながら飲酒することでアルコール依存症につながっていくことを「キッチンドリンカー」と呼んでいます。

　自分がアルコール依存症なのではないかと疑ったら，自分で診断してみましょう。女性のアルコール依存症の代表的な診断方法に新久里浜式アルコール症スクリーニングテスト（新 KAST）があります（表12−6）。このスクリーニングテストは簡単な質問が8項目あり，計算の方法も単純ですので，容易に判定ができます。このテストを実施し，合計点を出して判定します。0点が「正

▷7　木村充（2005）女性のアルコール依存症について．第151回　アルコール関連問題予防研究会資料.

表12-6　新久里浜式アルコール症スクリーニングテスト：女性版（KAST-F）

項　目	は　い	いいえ
最近6ヶ月の間に，次のようなことがありましたか？		
1）酒を飲まないと寝付けないことが多い	1点	0点
2）医師からアルコールを控えるようにと言われたことがある	1点	0点
3）せめて今日だけは酒を飲むまいと思っていても，つい飲んでしまうことが多い	1点	0点
4）酒の量を減らそうとしたり，酒を止めようと試みたことがある	1点	0点
5）飲酒しながら，仕事，家事，育児をすることがある	1点	0点
6）私のしていた仕事をまわりのひとがするようになった	1点	0点
7）酒を飲まなければいい人だとよく言われる	1点	0点
8）自分の飲酒についてうしろめたさを感じたことがある	1点	0点
合計点		点

出所：久里浜医療センター提供資料より引用。

表12-7　アルコール依存症の治療ステージ

導入期	解毒期	リハビリテーション	
		前　期	後　期
・病気としての理解 ・治療への動機づけ	・断酒開始 ・離脱治療 ・合併症治療	・断酒 ・精神の安定化 ・社会生活技能向上	・断酒継続 ・ストレス対処行動獲得 ・家族の回復 ・生活の安定化

出所：アルコール・薬物関連障害の診断・治療研究会（編）（2003）アルコール・薬物依存関連障害の診断・治療ガイドライン．をもとに作成。

常」ですが，1～2点で「要注意」（ただし，項目6のみの場合は正常群とする），3点以上の場合を「アルコール依存症の疑い」とします。

　では，アルコール依存症が疑われたらどうしたらよいのでしょうか。アルコール依存症の治療は，自分だけではなかなかうまくいきません。専門の医療機関できちんと診断と治療を受け，家族の理解と協力のもと，時間がかかってもじっくりと確実に治していくことが重要です。患者には，辛い時期があっても必ず治る病気であるので，そのことを忘れずに治療に専念するように指導します。具体的には表12-7に示したように，①導入期：患者に病気のことや治療の方法や効果などについて教育・指導する，②解毒期：断酒を開始し，その

ことで生じる離脱症状や，これまでの飲酒で生じた合併症の治療を行う，③リハビリテーション前期：断酒を継続していく過程で徐々に精神の安定化を図り，社会生活への復帰を念頭に置いた技術的な面のトレーニングを実施する，④リハビリテーション後期：断酒をさらに継続し，社会に復帰した後に直面するさまざまなストレスへの対応方法を修得したり，家族との関係を回復したりして，社会復帰後の生活が問題なく過ごしていけるような安定した力を身につける，などのプロセスを実行していきます。

6　胎児性アルコール症候群

　妊娠中にお酒を飲んではいけないことはよく知られています。では，何故いけないのでしょうか。妊娠中に飲酒をすると胎児に影響が及ぶことがあります。胎児の身体が小さかったり，顔面に奇形があったり，脳腫瘍ができたりします。このような状態は，胎児性アルコール症候群（Fetal Alcohol Syndrome；FAS）と呼ばれています。現在では，さらに発達上の障害も含めて胎児性アルコール・スペクトラム（Fetal Alcohol Spectrum Disorders；FASD）と呼ぶこともあります（第5章も参照）。
　FAS の診断基準は以下の通りです。
　①妊娠中の母親の飲酒
　②特徴的な顔貌
　③出生時低体重・栄養とは関係ない体重減少，身長と釣り合わない低体重などの栄養障害
　④出生時の頭囲が小さい・小脳低形成・難聴・直線歩行困難などの脳の障害
　いったん FAS として生まれてきてしまうと治療法はありません。妊娠中にお酒を飲まないことが唯一の対処法となります。どのくらいのお酒までなら大丈夫かという目安はありません。少量のお酒でも FAS の発症が認められることがあるからです。妊娠中は，お酒は1滴も飲んではいけないと心得ておくべきでしょう。

7　女性の飲酒上の注意

　ここまで述べてきたように，女性の社会進出に伴って，女性が飲酒をする機会も，飲酒量も増えてきました。しかし，女性の身体的な特徴や母性の問題を考慮すると，男性と同じ要領で飲酒を続けることは大きな影響を及ぼすことが予想されます。男性とは違う点を良く理解し，お酒を楽しく嗜（たしな）んでください。最後に，女性にとっての飲酒上の注意点をまとめておきます。

- 女性は男性よりアルコールの処理能力が小さいので，アルコールによる影響を男性より受けやすいことを心得て，男性と比べて飲むお酒の量や飲むペースを加減しましょう。
- 妊娠・授乳期の飲酒は，生まれてくる子どもに大きな影響をもたらします。そのことをよく理解し，妊娠・授乳期の飲酒は厳禁と心得てください。
- 子育てが終わった後にも，時間を有効に使うことのできる仕事や趣味をもち，お酒の力に頼らない自立した人生を送りましょう。

（学びを深めるためにおすすめの本）

樋口進（監修）（2018）アルコール依存症から抜け出す本　健康ライブラリーイラスト版（新版）．講談社．
　精神科医であり，久里浜医療センター院長である著者が，アルコール依存症について，イラストを使ってわかりやすく説明しています。特に，お酒を飲み始める前の人たちにおすすめの本です。

鈴木健二（2007）飲酒と健康──いま，何を，どう伝えるか．大修館書店．
　アルコール精神医学の専門家が，事例を用いて実際の飲酒の健康障害について解説しています。また，アルコールの基礎知識も読者がわかりやすいように工夫して説明しています。

第13章

喫煙がもたらす影響

この章で学ぶポイント

●女性の喫煙では骨粗鬆症の進展や子宮頸癌の発症を高めることを学ぶ。
●女性では喫煙の影響が次世代にまで及ぶことを理解する。

[1]　喫煙の動向

1　女性と喫煙の状況

　2018年の「国民健康・栄養調査」によると，習慣的に喫煙している（毎日吸っている又は時々吸う日がある）者の割合は人口全体で17.7％であり，男性は29.4％，女性は7.2％となっています（図13-1）。この10年間で喫煙人口の数値は概ね減少傾向になっています。年齢階級別でみると，女性では従来20，30代の喫煙率が高かったのですが，2012年には20，30代の喫煙率を超えて40代が最も多くなり，その傾向は現在も持続し，2017年は40代の女性の習慣的喫煙率は12.3％となっています。この数値は他の年代の割合が1桁にある中で，高い割合となっています。

2　世界の喫煙の状況

　世界の喫煙の動向を見てみると，成人喫煙率（20歳以上の男女）は先進国では男性は36.81％，女性は23.22％であり，途上国を含めた全世界平均の数値の男性は39.14％，女性は16.00％と比べてみると，先進国の方が男女差が小さいことがわかります（図13-2）。ただしこの調査における日本の数値は，男性が

▷1　健康・体力づくり事業財団（2002）厚生労働省の最新たばこ情報.

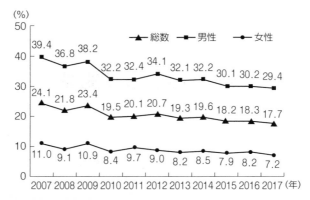

図 13 - 1　現在習慣的に喫煙している者の割合の年次推移（20歳以上）（2007〜2017年）

注：「現在習慣的に喫煙している者」とは，たばこを「毎日吸っている」又は
「時々吸う日がある」と回答した者。
　　なお，2012年までは，これまでたばこを習慣的に吸っていたことがある
者*のうち，「この1か月間に毎日又は時々たばこを吸っている」と回答
した者。
　　*2007〜2017年は，合計100本以上又は6か月以上たばこを吸っている
（吸っていた）者。
出所：厚生労働省（2018）平成29年度　国民健康・栄養調査結果の概要，p. 27.
をもとに作成。

成人喫煙率（%）

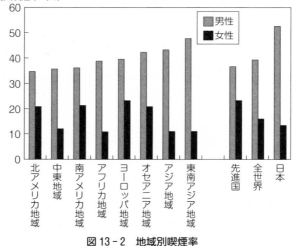

図 13 - 2　地域別喫煙率

出所：健康・体力づくり事業財団（2002）厚生労働省の最新たばこ情報．をも
とに作成。

52.80％，女性が13.40％であり，男女差が大きくなっていたほか，特に男性の喫煙率の高さは先進国平均と比べて高いものとなっていました。しかし，近年は日本でも喫煙者は減少傾向にあり，後ほど触れるように若い世代の喫煙者が減少傾向にあることから，成人喫煙率も男女ともに減少することが予想されています。

3　受動喫煙の状況

受動喫煙（第15章も参照）とは，自分以外の人が吸っていたタバコの煙，具体的には喫煙により生じた副流煙（タバコの先から出る煙）や呼出煙（喫煙物が吐き出した煙）を吸入することをいいます。別の言葉では間接喫煙，2次喫煙と称されることがあります。

受動喫煙が認識されるようになったのは1980年代に入ってからで，通常の呼吸活動において，喫煙により発生した有害物質を間接的に吸引してしまうことも含まれています。受動喫煙の具体例としては，喫煙後の髪の毛や衣類，部屋のカーテンや壁紙から発散する有害物質の吸引などがあげられます。

受動喫煙の状況としては，調査を始めた2003年以降すべての場所で減少傾向にありましたが，2015年以降から2017年にかけてはやや微増傾向の場所がほとんどです。図にあるように，2017年度の受動喫煙を受ける場所としては，「飲食店」が42.4％と4割を超えて最も高く，ついで「遊技場」で37.3％，路上では31.7％，職場では30.1％といずれも3割を超える状況となっています（図13-3）。路上喫煙は禁止されている地域も増えてきたものの路上に喫煙スポットがあるところもあり，道を歩いての受動喫煙が多くなっています。

4　未成年の喫煙の低年齢化

未成年の喫煙は，未成年者喫煙禁止法で禁止されています。この法律は，満20歳未満の者の喫煙の禁止を目的とする法律です。この法律では，未成年者の喫煙を知りつつ，制止しなかった親権者やそのかわりの監督者は科料（1,000円以上1万円以下の財産刑）に処されることがあるほか，未成年者と知りつつタ

問：あなたはこの1か月間に，自分以外の人が吸っていたたばこの煙を吸う機会（受動喫煙）が
ありましたか？

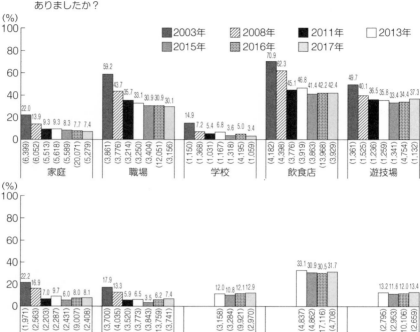

※「現在喫煙者」とは現在習慣的に喫煙している者。
※「受動喫煙の機会を有する者」とは，家庭：毎日受動喫煙の機会を有する者，その他：月1回以
上受動喫煙の機会を有する者。
※学校，飲食店，遊技場などに勤務していて，その職場で受動喫煙があった場合は，「職場」欄に
回答。
※屋内・屋外等，受動喫煙が生じた場所や場面は不明。

（参考）「健康日本21（第二次）」の目標
受動喫煙（家庭・職場・飲食店・行政機関・医療機関）の機会を有する者の
割合の減少
目標値：「家庭」3％，「職場」受動喫煙のない職場の実現，「飲食店」15％，
「行政機関」・「医療機関」0％

図13-3　自分以外の人が吸っていたたばこの煙を吸う機会（受動喫煙）を有する者の割
合の年次比較（20歳以上，男女計，現在喫煙者を除く）（2003年，2008年，2011
年，2013年，2015年，2016年，2017年）

出所：厚生労働省（2018）平成29年度　国民健康栄養調査結果の概要，p. 29. をもとに作成。

バコまたはその器具を販売，供与した営業社，法人は罰金刑に課されることがあります。しかし，未成年者がタバコを保持，所有することを禁止する罰則はなく，違反行為をした本人が罰せられる内容は含まれていません。よって20歳未満の喫煙は後を絶たない状況です。

　未成年の喫煙の動機は，「好奇心」や「なんとなく」が多いのですが，タバコが自動販売機や小売店で容易に入手できることも要因のひとつと思われます（しかし2008年の taspo 導入で自動販売機による年齢確認が導入されたことや，コンビニエンスストアなどの店舗でもタッチパネル式年齢確認システムの導入が増えたことで以前よりは容易でなくなってきている側面もあります）。その他の動機としては，未成年の喫煙行動は友人，親，兄弟，教師などの個人にとって身近な人間の喫煙状況と密接な関係があるといわれています。つまり身近な人が喫煙していると，喫煙の衝動にかられやすいという一面がありますし，タバコが入手しやすくなり隠れて喫煙するリスクも上がるといえます。

　未成年者の喫煙の1996年，2000年，2004年度の全国調査では，男女とも学年が上がるにつれて，喫煙経験者率，月喫煙者率（この30日に1度でも喫煙した者），毎日喫煙者率はいずれも上昇してきています[42]。しかし2004年度調査においては男女ともに喫煙経験者率，月喫煙者率，毎日喫煙者率の減少が認められました。この傾向は2014年度まで持続していることが明らかにされており，今後将来の我が国の成人の喫煙率抑制や，喫煙に起因する疾病量の減少をもたらすことが期待されています[43]。

5　禁煙に向けての社会の取り組み

　禁煙に向けては，厚生労働省からはまずは喫煙者が禁煙をしようと思うように，社会環境の整備を整え社会の規範を確立することが重要であると述べています。まずは法律について簡単にふれます。

▷2　大井田隆ほか（2010）未成年の喫煙・飲酒状況に関する実態調査研究（平成20年度及び22年度厚生労働省科学研究補助金）.
▷3　健康・体力づくり事業財団（2017）厚生労働省の最新たばこ情報.

①路上喫煙禁止条例

　その名のとおり，路上での喫煙を規制する条文であり，路上での喫煙行為を
なくすことを目的としています。受動喫煙による健康被害への意識の高まりや，
吸殻のポイ捨てといった危険行為の批判などから，各自治体で制定しているも
のを指します。

②健康増進法

　健康増進法はそれまでの栄養改善法の廃止を受けて2003年5月施行された法
律ですが，受動喫煙の防止を目的とする内容がもりこまれています。2003年に
制定された第25条には，「学校，体育館，病院，劇場，観覧場，集会場，展示
場，百貨店，事務所，官公庁施設，飲食店その他の多数のものが利用する施設
を管理するものは，これらを利用する者について，受動喫煙（室内またはこれ
に準ずる環境において，他人のタバコの煙を吸わされること）を防止するために必
要な措置を講ずるように努めなければならない」と記されていました。現在は，
条文の改正により同一の記述は見あたりませんが，この条項によって明文化さ
れたことで，それまであいまいであった受動喫煙の被害の責任を，タバコを吸
う人ではなくその場所を管理する事業者としたことは，事業者が受動喫煙の対
策を施すことが重要だと認識される契機となりました。現在25条は施設の管理
者に対し受動喫煙を防止するために必要な措置を講じるように制定はされてい
ますが，この条例に違反しても何の罰則もないのが現状です。

2 　喫煙と健康問題

1　葉タバコの有害物質と体への影響

①ニコチン

　ニコチンの多くは，肺から肺胞に入り残りは口腔の粘膜や唾液に含まれて胃
の粘膜から体内に吸収されます。

　タバコ１本（ニコチン含有量1.5％の紙巻タバコの場合）を吸った場合，0.2〜2.4 mg 入り，そのうち10〜50％が吸収されるといわれています。また深呼吸をした場合，吸収率は80〜100％に達します。ニコチンは吸収速度が速く，喫煙直後から血中に現れて各臓器に運ばれ，おおよそ肺から脳までは７〜８秒で到達するといわれています。

　体内に吸収されたニコチンは，主に肝臓で代謝されますが，残りは肺と腎臓で代謝され，コチニンとなり尿中へ排出されていきます。血中のニコチンの半減期は約２〜３時間ですが，コチニンでは約17時間残留することがわかっています。

　ヒトの場合，ニコチンの経口致死量は約55 mg といわれていますが，ニコチン中毒にならないように留意する必要があります。

②一酸化炭素

　一酸化炭素は赤血球中のヘモグロビンと結合し，一酸化ヘモグロビンとなって血中に存在し全身に運ばれ肺から排出されます。一酸化炭素は，酸素よりもヘモグロビン結合能力が強いため，組織への酸素供給が一時的に減少することになります。

2　女性生殖器系に及ぼす影響

①月経周期

　ニコチンが下垂体性ゴナドトロピン（脳にある下垂体から分泌される女性ホルモンや男性ホルモンの分泌を促すもの）の卵巣への働きかけに悪影響を来すことが原因となり，卵胞発育の障害やそこから生じる不妊，排卵数の減少が生じやすいといわれています。また喫煙する女性は非喫煙女性に比べて，１〜２年閉経が速く起こります。

②子宮頸がん

　１日３時間以上禁煙できない空間（受動喫煙）にいる女性の子宮頸部からは，

タバコ由来の発がん物質が検出されることが知られています。女性の喫煙は扁平上皮がんの発症リスク増大に関連しており，このリスクは喫煙期間が長く，喫煙量が多いほど高いとされています。喫煙者におけるリスクは，受動喫煙でも認められることがあり，非喫煙者でも受動喫煙にさらされている場合には，周囲のタバコの煙に曝露されていない女性よりも，4倍も発症リスクが高い可能性があります。

3　女性の美容への影響

①肌

　喫煙により血管が収縮して血流が悪くなったり，またメラニン色素の代謝に関係するビタミンCを体内で消費させたりするため，肌荒れやシミ，そばかすが生じやすいといわれています。

②歯

　喫煙により歯肉へのメラニン色素の沈着や歯へのタールの沈着が生じやすく，歯肉炎などの歯周疾患に罹患しやすくなるという報告があります（図13-4）。

4　骨量の減少

　骨量の減少は，①喫煙により食欲が抑制されることで，摂取カロリーが低下することから，体内に蓄積されている脂肪代謝が促進されやすく，体重減少につながりやすい，②女性ホルモン（エストロゲン）の分泌低下が生じることによって，体内でのカルシウム吸収率が低下し，尿中にカルシウムが排泄されやすくなる，という主に2つの理由によって引き起こされると考えられています。また閉経前の女性では，喫煙をしている女性の方が閉経が早まるといわれています。つまり骨粗鬆症に対しては，喫煙者では非喫煙者より，骨に予防的な役割を果たすとされているエストロゲンの分泌が早期に低下することになり，結

▷4　立岡弓子（2017）女性の健康と看護——新母性学看護テキスト．サイオ出版，p. 77.
▷5　同前掲▷4，pp. 78-79.

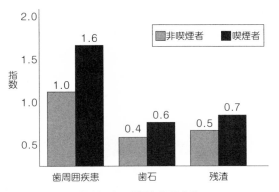

図13-4　喫煙と歯科疾患
出所：立岡弓子（2017）女性の健康と看護——新母性学看護テキスト.
サイオ出版. をもとに作成。

果として骨量の減少を早めることにつながりやすいといえます。したがって，喫煙している女性が閉経を迎えた場合には，急激に骨量が減少し骨折のリスクが高まることになるといえます。世界の大規模調査を集めたメタアナリシスでは，喫煙が骨折のリスクを高め，喫煙者は非喫煙者に比べて，大腿骨近位骨折のリスクが1.8倍であることが報告されています。

3　喫煙が胎児に及ぼす影響

1　妊娠への影響

妊娠中の喫煙は，ニコチンの体内への取り込みにより，臍帯動静脈の血流量を減少させて子宮胎盤の血流量が低下し，それによって胎児への酸素供給の低下（低酸素）や低栄養状態を引き起こすことが知られています。そのため，喫煙している妊婦には流産，早産，死産，胎児機能不全といった妊娠継続への悪影響が生じる可能性が高まります。

▷6　Kanis, J. A., et al. (2005) Smoking and fracture risk : a-meta-analysis. *Osteoporosis International*, **16** (2), 155-162.

　単胎児（同じ両親から生まれた1人の子ども）の調査では，3,494名の単胎児のうち，妊娠中に喫煙をしていた母親は2.9%，父親が34.9%であり，妊娠中の喫煙により，胎児は出生体重が軽く，出生身長，出生頭囲が小さいといった影響があることや，さらに生後4か月においてもその影響が続いていることが明らかにされています[7]。

2　胎児への影響

　喫煙妊婦から生まれた子どもの出生体重は，非喫煙妊婦から生まれた子どもに比べて平均200g軽く，また出生時の体重が2,500g以下の低出生体重児が生まれるリスクが約2倍高くなるという報告もあります[8]。

3　出世後の児に及ぼす影響

　喫煙している母親の乳汁中には，ニコチン，コチニンが含まれることが報告されています。特に肺喫煙している母親では，肺胞から血中に取り込まれたニコチンが容易に乳汁中へ移行すること，体内に取り込まれたニコチンはコチニンとして体内蓄積することも報告されています[9]（図13-5，図13-6）。

　また母親の喫煙や家族からの受動喫煙により乳幼児突然死症候群（SIDS）のリスクが高まることが，厚生労働省の検討会の報告書より報告されています。1996年における全乳児死亡数4,546名のうち，SIDS による死亡は477名（全体の10.5%）でしたが，SIDS の発症に対しては，「父母共に習慣的喫煙あり」は「父母共に習慣的喫煙なし」に比べて約4.7倍程度，発症のリスクが高まることが示唆されています[10]。

　女性の健康にとって喫煙はがんの発症率，罹患率を高めるだけでなく，生殖

▷7　横山美江・杉本昌子（2004）母親の喫煙による子どもの出生時および出生後の身体計測値への影響——4か月児健康診査のデータベースから．日本看護科学会誌，**34**（1），189-197.

▷8　同前掲▷4，p. 81.

▷9　厚生省（1996）健康づくりのためのたばこ対策行動指針．日本食生活協会．

▷10　乳幼児突然死症候群（SIDS）対策に関する検討会報告会（1998）．（https://www.mhlw.go.jp/www1/houdou/1006/h0601-2.html）

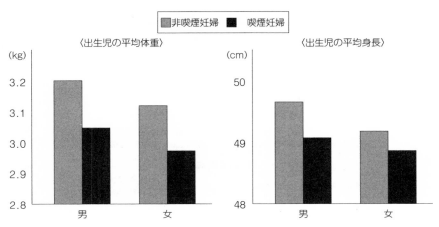

図13-5　妊娠中にたばこを吸うと，赤ちゃんの体格に影響を及ぼす

資料：厚生省保健医療局健康増進栄養課監修（1996）健康づくりのためのたばこ対策行動指針．日本食生活協会．
出所：立岡弓子（2017）女性の健康と看護──新母性学看護テキスト．サイオ出版．をもとに作成。

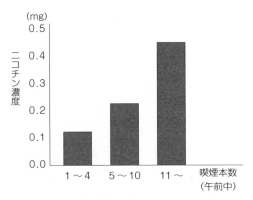

図13-6　喫煙本数と乳汁中のニコチン濃度

資料：厚生省保健医療局健康増進栄養課監修（1996）健康づく
　　　りのためのたばこ対策行動指針．日本食生活協会．
出所：立岡弓子（2017）女性の健康と看護──新母性学看護テ
　　　キスト．サイオ出版．をもとに作成。

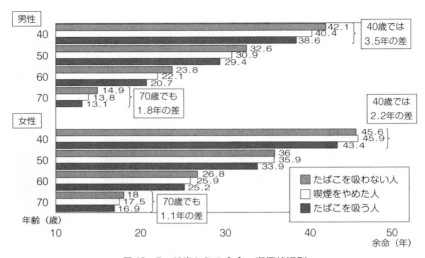

図 13 - 7　40歳からの余命：喫煙状況別

出所：健康・体力づくり事業財団（2002）厚生労働省の最新たばこ情報. をもとに作成。

器系や美容，わが子の養育行動への影響が生じることを理解する必要があります。

4 　喫煙が余命に及ぼす影響

　厚生労働省の最新たばこ情報で，喫煙状況別（タバコを吸わない人，喫煙をやめた人，タバコを吸う人の3群に分類する）に40歳からの余命を比較したデータによると，女性では40歳でタバコを吸う人は，吸わない人または喫煙をやめた人に比べて2.2年余命が低くなっていました。またさらに年齢が上がった70歳でも，タバコを吸う人は，吸わない人または喫煙をやめた人に比べて余命は1.1年短くなっていました[11]（図13-7）。このことから，喫煙をするとタバコを吸わない場合に比べて余命が短くなる傾向にあることが示されています。それと同時に喫煙をしていた人でも，禁煙することができその後喫煙がなければ，

▷11　健康・体力づくり事業財団（2002）厚生労働省の最新たばこ情報.

喫煙を継続していた人より余命が長くなることがわかります。

（　学びを深めるためにおすすめの本　）

鈴木庄亮（2018）シンプル公衆衛生学．南光堂．

　喫煙が健康に及ぼす悪影響の歴史やタバコの煙の有害性についてわかりやすく述べられています。

喫煙関連疾患──予防と治療の最前線（2018）医学のあゆみ，265（10）．

　子どもたちへの喫煙の予防，喫煙および受動喫煙の健康被害について最新の情報が詳細にまとまっています。

第14章

アンチエイジングとは何か

この章で学ぶポイント

●アンチエイジングとは何だろうか，その医学的な考え方について学ぶ。
●具体的なアンチエイジングの活用方法について学ぶ。

1 アンチエイジング

　アンチエイジング（anti-aging）の，「anti-」は「抗う」「反対する」という意味で，「aging」とは「加齢」または「老化」と訳されています。日本語では一般的に「抗加齢」と訳されていますが，「抗老化」と訳される場合もあります。

　インターネットで「アンチエイジング」と検索すると，数千万件の項目が該当します。それらには非科学的で商業的な物が多く含まれています。アンチエイジングを医学的に捉えて研究し，科学的根拠のもとに実践されるのを目指すのが，アンチエイジング医学です。日本抗加齢医学会では，「元気で長寿を享受することを目指す論理的・実践的科学である」と定義しています。これは単に寿命を延ばすという意味ではなく，人間としての心と身体をとらえた「生活の質」を重要視して，長寿を目指すという考えです。つまり，アンチエイジングの観点から見た長寿とは，元気で・楽しく・長く暮らす・という意味になります。ここでいう「元気」とは，何の病気も持っていないという解釈ではなくて，なんらかの病気を持っていたとしても，生きがいを感じつつ前向きに日々の生活を送るという精神的な意味合いを重視しています。

　いわゆる「老化」とは，時間の経過とともに機能が劣化していくことで，すべての人間に共通して起こることです。これを停止させることは不老不死に当

たると考えますが，これは現段階では不可能です。しかし，老化のスピードを
遅らせることを可能にすることは，近年の研究で徐々に明らかになってきてい
ます。

　寿命や健康状態が「見た目」に関係している事が，デンマークの双子の研究
からわかってきました。70歳以上の1,826人の双子を追跡調査したところ，見
た目が「老けて」見える方が早く死亡していました[1]。また，筋力や認知機能も
低下していることを報告しています。

　現在多様な分野でアンチエイジング医学の研究が進んでいますが，本章では
臨床的に応用できる可能性が高いと考えられる仮説（カロリーリストリクション，
酸化ストレス，光老化）を３つ取り上げて解説します。

2 ｜ カロリーリストリクション仮説

　カロリーリストリクション（カロリー制限）とは，摂取するエネルギー（カ
ロリー）を制限することです。動物等の研究においては，カロリー制限は老化
を遅らせたり，寿命を延ばしたりする作用があることがわかっています。

　1935年にマウスの実験で，摂取カロリーを70％程度に減らすと寿命が延びる
ことが発表されました[2]。1988年にはエイジ１と呼ばれる遺伝子の変異によって，
線虫の寿命を1.5倍延ばすことが発表されました[3]。エイジ１という遺伝子変異
は，インスリンシグナルを遮断する働きがあると考えられています。インスリ
ンシグナルが活性化すると，エイジング（加齢）が促進されます。インスリン
は血糖値を下げるホルモンですが，細胞膜にあるインスリン受容体に結合する
ことでブドウ糖（グルコース）の細胞内への取り込みを促し，細胞内でブドウ

▷1　デンマークの双子・加齢研究センターによる調査です。Christensen, K. et al. (2019) Perceived ages as clinically useful biomarker of aging : cohort study. *BMJ*, **339**, b5262-b5270.

▷2　McCay C. M (1935) The effect of rerated growth upon the length of life span and upon the ultimate body size. *J. Nutr*, **10**, 63-79.

▷3　Friedman, D. B. et al. (1988) A mutation in the age-1 gene in Caenorhabditis elegans lengthens life and reduces hermaphrodite fertility. *Genetics*, **118**, 75-86.

糖がエネルギーとして利用されます。この過程で，細胞のインスリン受容体にインスリンが結合し受容体自身のチロシンキナーゼが活性化します。その刺激は伝達物質を介して細胞内に伝えられますが，これを「インスリンシグナル伝達」と呼びます。1993年に，線虫の daf（ダフ）2 と呼ばれる遺伝子の変異が寿命の延長に関連することが報告されました。ダフ2遺伝子はインスリンシグナルと関係していることがわかっています。つまり，カロリー制限はインスリンシグナルを抑制して，その結果長寿につながります。

アメリカではアカゲザルを用いた研究が行われていて，摂取カロリーを制限したアカゲザルはしなかったものに比べて，若々しく動作も機敏で顔のしわもなく毛づやもよく，若々しく見えたという結果が報告されています。カロリー制限で，体温が下がり，空腹時のインスリン濃度が下がり，血中 DHEA-S（デヒドロエピアンドロステロン硫酸塩）値が増加します。ボルチモア長期縦断研究（65才以上の男性700人を20年間に渡って調査）において，低体温，低インスリン濃度，高 DHEA-S 値の群は，高体温，高インスリン濃度，低 DHEA-S 値の群よりも，生存率が優位に高かったと報告されています。つまり，体温・インスリン濃度・DHEA-S 値は，長寿との関連が考えられています。

2000年には，「長寿遺伝子」とも呼ばれるサーチュイン遺伝子が酵母の研究で発見されました。この遺伝子は，ヒトにも存在することが確認されています。

▷4　Kenyon, C. et al. (1993) A C. elegans mutant that lives twice as long as wild type. *Nature,* **366**, 461-464.

▷5　Colman, R. J. et al. (2009) Caloric restriction delays disease onset and mortality in rhesus monkeys. *Science,* **325**, 201-204.

▷6　DHEA（デヒドロエピアンドロステロン）と DHEA-S（DHEA の塩酸塩）は，主に副腎から分泌されるホルモンです。DHEA は男性ホルモン・テストステロンや女性ホルモン・エストロゲンをつくる材料になります。われわれ人間はストレスを過剰に受けると，コルチゾールというホルモンが分泌されて血糖値や血圧が上昇し，活性酸素も発生します。DHEA はコルチゾールの分泌を抑える働きもありますので，これが減ると老化が促進すると考えられています。その他，炎症を抑える，インスリンの働きを助ける，筋力を保つ，動脈硬化や脂質異常症を改善するなどの働きも知られています。

▷7　Roth, G. S. et al. (2002) Biomaker of caloric restriction may predict longevity in humans. *Science,* **297**, 811.

カローリーリストリクションによってサーチュイン遺伝子が活性化されると，細胞のミトコンドリア（エネルギーを作る働き）と呼ばれる細胞内小器官が増えるのと，オートファジー（自食作用）と呼ばれる，細胞内の異常なたんぱく質や古くなったミトコンドリアが除去される機序が働きます。オートファジーは細胞内の浄化機構としての役割を担っていますが，加齢とともに活性が低下します。細胞は老化すると，細胞内にはさまざまな障害された蛋白質が貯まります。オートファジーは mTORC1 を介して誘発されます。TOR（target of rapamycin）は酵母からヒトまで保存されているキナーゼで，代謝調節などを通じてカロリー制限による寿命の延長に関係しています。TOR は免疫抑制剤ラパマイシンの標的タンパク質として発見されたもので，TOR を含む複合体には TORC1 と TORC2 が存在しています。哺乳類でも mTOR（mammalian TOR）が同定されていて，mTORC1 と mTORC2 があります。栄養が飢餓の状態では，mTORC1 活性が低下してオートファジーが誘導されます。さらに，mTORC1 は老化に対しても機能していて，ラパマイシン（mTORC1 阻害剤）を餌に混ぜて投与されたマウスは寿命が伸長することが報告されています。[9]ラパマイシンはオートファジーを制御する経路を活性化することから，ラパマイシンを抗老化薬として人に応用する研究も進行中です。

　サーチュイン遺伝子にはさらに，活性酸素の除去，細胞の修復，脂肪の燃焼，動脈硬化や糖尿病を予防する働きがあります。サーチュイン遺伝子の活性化が，ヒトの寿命に関係するのかどうかは研究中です。サーチュイン遺伝子の活性化には，カロリー制限の他に，運動やレスベラトロールなどの食べ物も関係しています。レスベラトロールは赤ブドウの皮や落花生の渋皮に含まれています。その他サーチュイン遺伝子を活性化するものに，リンゴのケルセチン，お茶のエピガロカテキンガレートといった抗酸化成分，ビタミン B3 があります。

▷8　Imai, S. et al. (2000) Transcriptional silencing and longevity protein Sir2 is an HAD-dependent histon deacetylase. *Nature*, **403**, 795-800.

▷9　Harrison, D. E. et al. (2009) Rapamycin fed late in life extends lifespan in genetically heterogeneous mice. *Nature*, **460**, 392-395.

　カロリー制限で，心疾患，がん，糖尿病の発症が少なくなり，老化に伴う脳の萎縮が少なく，特に運動や記憶の領域で大きさが保たれます。

□3□　酸化ストレス

1　活性酸素

　人間は呼吸によって酸素を体に取り込んで生命活動をしています。空気の約20%は酸素です。体に取り込まれた酸素の数%は，通常の状態よりも活性化された活性酸素になります。活性酸素にはいろいろな物質が含まれますが，体の中で発生する活性酸素は，スーパーオキシド・過酸化水素・ヒドロキシラジカル・一重項酸素の4つです。スーパーオキシドは体の中で直接作られて，スーパーオキシドディスムターゼ（SOD）によって過酸化水素に変換され，さらに過酸化水素はカタラーゼによって，水と酸素に分解されて無害化されます。

　過酸化水素と2価鉄（Fe^{2+}）との反応でヒドロキシルラジカルは作られます。ヒドロキシルラジカルは，活性酸素の中で最も細胞毒性が高いと考えられています。細胞膜の不飽和脂肪酸を攻撃することで，慢性的な細胞膜損傷が起こるので，この蓄積が老化に関連しているとも考えられています。つまり，ヒドロキシルラジカルの発生源となる過酸化水素の分解は非常に重要な意味があります。過酸化水素自体の酸化力はあまり強くないので，ヒドロキシルラジカルの発生を抑制することが，抗酸化ストレスの軽減につながります。

　酸化ストレスは肝臓の疾患とも関連があります。メタボリックシンドロームは，生活習慣の乱れや運動不足，ストレスが原因で発症しますが，非アルコール性脂肪性肝疾患（nonalcoholic fatty liver disease：NAFLD）も同じ原因で発症します。NALFD には，非アルコール性脂肪肝（nonalcoholic fatty liver：NAFL）と非アルコール性脂肪肝炎（nonalcoholic steatohepatitis：NASH）とが含まれます。

　余った栄養素の一部は，内臓脂肪として蓄えられます。この内臓脂肪から，

アデイポネクチンという生活習慣病の改善に関係する物質と，動脈硬化を促進したり全身に炎症を起こすサイトカインを分泌する働きがあります。このサイトカインが肝臓に至ると炎症等の反応を起こすので，肝臓内ではこの炎症性サイトカインの処理をするため酸化ストレスが発生して，さらに炎症が強くなります。NAFL から NASH への進展に酸化ストレスが関係していますが，NASH から肝細胞癌が発生する場合に酸化ストレスが関係しています。特に，肝臓の中に過剰に貯まる鉄が原因となる酸化ストレスが関係しています。NASH は中年女性に多い疾患です。フェリチンは体に蓄えられている鉄（貯蔵鉄）の指標のひとつですので，NASH ではフェリチンが高値になります。NASH の進展だけでなく，メタボリックシンドロームや糖尿病との関係が，最近の研究で指摘されています。フェリチンが高値の時には，酸化ストレス負荷となっている場合があります。閉経前の女性の約３分の１は体内の鉄が不足して鉄欠乏性貧血の状態にありますが，閉経後には体内の貯蔵鉄が増えてフェリチンが高値になって，メタボリックシンドローム，NASH，糖尿病の発症に関係しているとの研究報告があります。

　次亜塩素酸，ペルオキシライト，脂質ヒドロペルオキシド，脂質ペルオキシラジカル，脂質アルコキシルラジカルは広義の活性酸素と呼ばれています。活性酸素は，細胞伝達物質や免疫機能（白血球から産生されるスーパーオキシドや過酸化水素など）として働きますが，過剰に産生されると細胞が傷害されて，がんや心血管疾患，生活習慣病などの要因になると考えられています。活性酸素は一般的に，年齢に比例してその発生量が増えます。また，多量の飲酒，ストレス，喫煙，激しい運動，紫外線なども活性酸素を増やす原因となります。

2　抗酸化機構

　人間の体には抗酸化機構といって，過剰に作られた活性酸素から生体を守る防御機構が備わっています。活性酸素自体の産生を抑えたり，体にダメージがあった場合にその修復・再生を促す働きをします。

　体にはスーパーオキシドジスムターゼ，カタラーゼ，グルタチオンペルオキ

シダーゼと呼ばれる抗酸化酵素があります。また抗酸化物質と呼ばれる，ビタミンＣ，カロテノイド類，カテキン類などの物質もあります。

　ビタミンＥは，脂質とともに腸管からリンパ管を経由して体内に吸収されます。抗酸化作用が強く，脂質の過酸化を抑制する効果があります。ビタミンＥの NASH に対する改善効果が報告されていることから，アメリカでは糖尿病を合併していない NASH の治療薬として，ビタミンＥは位置づけられています。

　普段人間の体は活性酸素の産生と抗酸化機構はバランスの取れた状態で保たれていますが，活性酸素の産生が，抗酸化機構を上回った状態を酸化ストレスといいます。

　酸化とは物質が酸素と化合することをいいますが，とても簡単に表現すると，さびた状態，になることです。体の中がさびるという状態は，その機能が正常に働かなくなって病気の原因になると考えられています。抗酸化機構は，体の中をさびつかせないようにする機序ともいえます。

　酸化ストレス仮説は1956年に提唱されました。これは，「細胞のミトコンドリアで産生される酸化ストレスが加齢を促進する」というものです。1998年に，線虫においてはミトコンドリア内の酸化ストレスが亢進すると寿命が短くなることが報告されています。またマウスやハエにおいても酸化ストレスと寿命の関係が報告されています。ミトコンドリアの機能が低下すると，活性酸素のひとつである過酸化水素の産生が細胞内で増えて，細胞の機能に影響を与える「ミトコンドリア遺伝子変異蓄積説」があります。変異の制御に関係している転写因子である PGC-1α は，日常での運動で活性化されると報告されていることから，日常的な運動は抗酸化機構に関係していると考えられます。

　酸化ストレスのメカニズムは臓器の加齢に特に関係が深い一方で，最近の研究では細胞内のシグナル調整にも使われていることがわかってきました。過剰な酸化ストレスは組織を障害しますが，適量の酸化ストレスは身体にとって必要であると考えられています。

$$\boxed{4}\quad 光老化$$

1　皮膚の構造と紫外線の影響

　皮膚の老化には加齢に伴う生理学的な老化と，紫外線等が原因で生じる光老化とがあります。皮膚は子どもの頃からほぼ毎日，太陽からの紫外線に曝露されていて，しみやたるみ，腫瘍の発生に関係しています。このように紫外線は皮膚等を著しく老化させることに関連していて，紫外線が主な原因となる皮膚等の老化を光老化といいます。

　皮膚は表面に近い部分から表皮，真皮，その深部の皮下組織の３つの部分から成ります。表皮は表面側から，角質層，淡明層，顆粒層（かりゅうそう），有棘層（ゆうきょくそう），基底層（きていそう）の５層から成ります。基底層にはメラノサイト（色素細胞）があって，紫外線から体を守る色素「メラニン」を合成します。日焼けをすると，メラニンが多く作られて肌が黒褐色になります。真皮には，血管，神経，毛包（毛穴），脂腺，汗腺，立毛筋などの組織があります。

　紫外線は波長の領域によって，A，B，Cの３つに分けられます。紫外線は波長が200〜400 nm（ナノメートル）のものを指します。UVA（波長が320〜400 nm），UVB（波長が290〜320 nm），UVC（波長が200〜290 nm）に分けられます。UVC は空気中の酸素分子とオゾン層で完全にさえぎられて地表には届きませんが，UVB と UVA は地表に届きます。波長が短いほど影響が強いのですが，波長が長いほど皮膚の深くにまで届くという性質があります。UVB は細胞のDNA を直接傷つけます。その結果細胞が死んだり，傷を修復する機能が正しく働かない場合は，アポトーシスという機序で自ら壊れてしまいます。また活性酸素を介して細胞を障害する機序もあります。

　紫外線が原因で発症するしみを，日光性（老人性）色素班といいます。成書では老人性と書かれていることが多いですが，20代でも発症する場合もあるの

で，日光性色素斑と呼ばれる場合もあります。なぜ「しみ」が発症するのでしょうか？　紫外線が皮膚に到達すると，防御反応としてメラニン色素が増えます。通常このメラニンは次第に元の状態に戻っていって，普通の肌の色に戻ります。ところが，一部の肌は色素沈着がいったんできてしまうと元に戻らず，広がったり濃くなったりしていきます。この現象は，表皮の細胞の遺伝子変異や色素細胞に変異が生じて，メラニン生成が亢進するためと考えられています。

　それでは「しわ」はなぜできるのでしょうか？　UVB は真皮まで届いて，皮膚のハリや弾力性を担っているコラーゲンや弾性線維を変性させたり，切断することで「しわ」になると考えられています。また UVA も真皮に届いて活性酸素を介して，コラーゲンや弾性繊維を切断させて，しわの原因となります。近年，赤外線Ａもしわの原因になることも明らかにされています。

2　予防法

　光老化予防の大原則は，紫外線を避けることです。太陽が出ている間に外出しなければ紫外線を避けることはできますが，現実的には難しい場合が多いので，日中に外出する際は，日傘，帽子，サングラス等を使用することが効果的です。しかし，これらの物を使用しても地面や建物の反射や，素材を透過する紫外線もあり，紫外線を完全に防ぐことは難しいことになります。

　そこで，最も効率的と考えられるのは日焼け止め（サンスクリーン剤）の使用です。日焼け止めには，SPF や PA と表記されているものがあります。SPF とは，サン・プロテクション・ファクター（Sun Protection Factor）の略で「紫外線防御指数」とも呼ばれ，UVB を防ぐ力を示しています。SPF のあとにある数値は，数値が大きいほどその防止力が高まります。日焼け止めを塗った場合と塗らない場合と比べて，何倍の紫外線に耐えられるかを表します。たとえば，日焼け止めを塗っていない場合に日焼けし始めた紫外線量を基準として，SPF50の日焼け止めを塗った場合では基準の50倍の紫外線量を浴びてから日焼けが始まる計算になります。

　PA とは，プロテクション・グレイド・オブ・UVA（Protection Grade of

UV-A）の略で，「UVA 防止効果指数」とも呼ばれ，UVA の防止効果を示すものです。＋〜＋＋＋の４段階で効果が表されていて，＋＋＋が最もUVA に対する防御効果が高いことを表しています。

しみに対する治療は，抗酸化物質を皮膚に塗布するか経口で摂取することで効果が期待されます。

しわの治療には，レチノイン酸が有効です。レチノイドは体外から食肉，緑黄色野菜などからカロテノイドの形で取り入れられ，その後主にレチノールなどの形で全身に運搬されて，レチニールエステルの形で貯蔵されます。海外ではにきびの治療薬として古くから使用されていますが，近年の研究で光老化の諸症状を改善する効果があることが明らかになっています。1990年代にアメリカ食品医薬品局（Food and Drug Administration：FDA）に抗老化目的で認可されています。しわのメカニズムである，紫外線による弾性線維の変性，細胞外基質分解酵素活性の上昇，真皮細胞外基質産生の減少などに対して，抑制的に働くことがわかっています。

またコラーゲンの合成を高めることもわかっています。ただ，日本人の皮膚では炎症性反応が強く起きるので長期間の使用は難しい場合があります。またレチノイン酸は表皮メラニンの排出を促進するという作用があり，色素沈着（しみ）に対しても効果を示します。

コエンザイムQ10は，紫外線AによるDNA 損傷を抑制して，紫外線A，Bによるコラーゲンの切断に対しても抑制的に作用するので，しわの改善に効果が期待されます。

光老化は乳幼児期から始まりますので，その対策は早いほど効果的であると考えられます。正しい知識をもって，早くから取り組むことが重要です。

（学びを深めるためにおすすめの本）
日本抗加齢学会専門医・指導士認定委員会（編）（2015）アンチエイジング医学の基礎と臨床（第３版）．メジカルビュー社.
　最新の知見に基づくアンチエイジング医学のすべてを網羅した内容が含まれています。

第15章

女性と職場の医学

この章で学ぶポイント

●女性が仕事をしていくうえで直面する問題について学ぶ。
●女性が直面する問題にどのように対応すればよいのかを学ぶ。

1 女性の社会進出

1 女性の社会進出の現状と問題点

　女性の就業率は年々増加傾向にあります（図15-1）。さらに，第2次安倍内閣（2012年〜）は，その特筆すべき政策のひとつに「すべての女性が輝く社会づくり」を掲げ，女性の社会進出を後押ししています。とはいえ，欧米諸外国と比較すると，わが国の女性の社会進出はまだまだ遅れているようです。世界の主要各国における女性の社会進出の指標として「ガラスの天井指数」というものがありますが，2018年のそれは経済協力開発機構（OECD）加盟国29か国中28位になっています。

　このような女性の社会進出に対して，それを受け入れる社会環境は未だ十分とはいえないようです。その中で，健康に関する問題点を整理してみました。

- 女性の職場でのストレスの問題
- 女性に対するハラスメントの問題
- 職場における月経痛の問題
- 職場における受動喫煙の問題
- 妊娠・出産・子育ての問題

▷1　「ガラスの天井」については，第4章を参照してください。

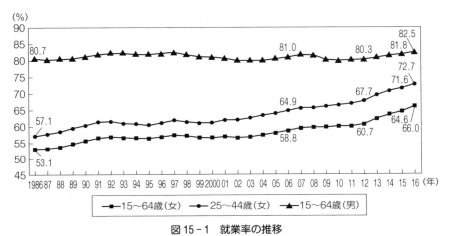

図 15 - 1　就業率の推移

資料：総務省「労働力調査（基本集計）」。
出所：内閣府（2017）男女共同参画白書 平成29年版. p. 5. をもとに作成。

　ストレスやハラスメントの問題は，男性にもあるのですが，特に女性には女性ならではの事情によって問題が生じている部分もあるようです。本章では，このような問題を，事例を取り上げながら，学んでいきます。

2　職場における，女性を守る法令・法規

　女性が，職場において健康で生き生きと仕事ができるためには，さまざまな問題がありますが，それらに直面した時に忘れてはならないのが法律の存在です。わが国には，職場における女性の立場を守るために，さまざまな法律が制定されています。それらの法律の一つ一つを細かく正確に知っておくのは大変なことですし，また必要でもありません。しかし，どのような法律があって女性の立場を守ってくれているのかのあらましは知っておく必要はあります。法律の存在を知り，必要に応じて効果的に使うということが，女性の職場での心身の健康を守るうえで求められているのです。

　まずは，女性労働者に対する法規定にはどのようなものがあるのかを，表15-1にまとめてみました。

表 15-1　女性労働者に関係する法規定

規定分野	規定内容	根拠法
Ⅰ　母性保護・健康管理	1　産前産後休業 2　妊婦の軽易業務転換 3　妊産婦の時間外・休日労働・深夜業・変形制就労の禁止 4　妊産婦等に係る危険有害業務の就業制限 5　育児時間の付与 6　生理日の取扱い	労基法
	7　妊娠中・出産後の通院時間の確保 8　妊娠中・出産後の勤務の軽減	均等法
Ⅱ　育児・介護休業等	1　育児休業 2　介護休業 3　子の看護休暇，介護休暇 4　短時間勤務制等の措置 5　育児・家族介護従事男女の時間外労働・深夜業の制限	育児・介護休業法
Ⅲ　男女の機会均等取扱いなど	1　機会均等確保の措置 　①　募集，採用 　②　配置，昇進 　③　教育訓練 　④　福利厚生 　⑤　定年，退職，解雇 　⑥　賃金差別の禁止 2　セクハラ防止の措置義務 3　紛争解決のシステム	均等法（⑥は労基法）

出所：布施直春（2018）労基法等，最新労働法の改正と実務対応．産労総合研究所．をもとに筆者作成。

　このような多くの法律が女性の立場を守ってくれています。これらの存在を知っておくことで，不幸にも問題が生じた場合には，法律に従って適切に行動に移しましょう。

[2] 職場での女性のうつ病と自殺の問題

　上述したように，女性の社会進出は諸外国と比べると遅れているとはいえ，確実に進んでいることも事実です。一方，女性にとっての職場環境の整備は，

依然，遅れているといっても過言ではありません。そのような中で，女性の健康上のさまざまな問題が生じています。その代表的なものがうつ病の問題と言えるでしょう（第4章，第10章も参照）。事例1を見てみましょう。

【事例1】A子さん。30歳。一流大学の文学部を卒業し，100人規模の企業に就職しました。入社当時は一流大学卒であることがもてはやされましたが，徐々に，そのことが先輩の女子社員から妬まれるようになり，さらには男性の上司からも，「君は一流大学卒だからね」と，何かにつけて嫌味を言われるようになりました。これまで頑張って勉強も仕事もしてきたのに，それが仇となっている現状に嫌気がさし，何をするのも面倒になったり，これまで楽しみにしていたテレビも観る気にもならなくなりました。夜もなかなか寝つくことができずに，ついに一睡もできないことがあったので，会社の近くのメンタルクリニックを受診したところ，「抑うつ状態」と診断されました。時々，死んでしまおうと思うこともあります。

　この事例のように，会社での人間関係や仕事の過重によるストレスが，大きかったり，長期間続いたりするとうつ状態（抑うつ状態），さらにはうつ病を発症してしまいます。うつ病の最大の怖さは希死念慮を抱き，実際に自殺してしまうということです。

　自殺による死亡者数自体は近年減少してきていますが，平成30年の女性の自殺者数はその前年に比べてわずかですが増加しました（図15-2）。

　そもそも，女性は男性に比べ，うつ病になりやすく，その罹患率は男性のおよそ2倍ともいわれています。その原因のひとつにエストロゲン（女性ホルモンのひとつで卵胞ホルモンとも呼ばれる）の影響があります。出産直後の産褥期や更年期にはエストロゲンの分泌量が急激に低下し，心身のバランスが崩れ，うつ病になりやすいのです。また，女性には，男性と違った，妊娠・出産・子育てといったライフステージの問題があり，これらも大きな原因となっています。

　うつ状態，あるいはうつ病になると，どのような症状が出るのでしょうか。精神面では，うつうつとした感じ，物事への興味・関心の低下，意欲低下，睡

（単位：人）

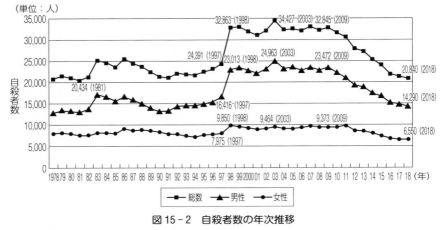

図15-2　自殺者数の年次推移

資料：警察庁自殺統計原票データより厚生労働省作成。
出所：厚生労働省・警察庁（2019）平成30年中における自殺の状況．をもとに作成。

眠障害（不眠，過眠），希死念慮などさまざまです。身体面では，疲労感，食欲低下，過食，頭痛，動悸，排便異常（便秘，下痢）などがあります。うつ病の診断は，ICD-10 や DSM-5 といった国際的な診断基準を用いて行います。治療は，休養と精神科的治療（抗うつ剤などの薬物療法や認知療法など）になります。

　このようなうつ病・うつ状態は，職場のストレスが大きな原因になるのですが，その対策として，2015年12月にストレスチェック制度が施行され，1年に1回の実施が従業員50名以上の事業所に義務づけられました。これを受検することは労働者の義務ではありませんが，積極的に受けることで自分のストレス状況に気づき，メンタルヘルス不調を未然に防ぐことができるのです。また，自分の所属する職場環境のストレス度合いが明確になり，改善へとつなげることができます。

▷2　労働者がメンタルヘルス不調に陥ることを未然に防ぐために導入された制度です。定期的にストレス状況を検査し，個人のメンタルヘルス不調のリスクを減らすとともに，集団におけるストレスの状況も分析し，職場環境の改善につなげようとするものです。

　自分がうつ状態にある，あるいはすでにうつ病にかかっていると感じたら，早いうちに周囲の同僚や上司，友人に相談することが必要です。そうすることで，自分の状況を客観的に見つめることができ，それだけで解決してしまうこともあります。それがなかなかできない場合には，産業医がいる職場では，産業医に積極的に相談したり，ストレスチェックをきっかけとして相談してみたりすることが必要です。それでも解決が困難な場合には，精神科や心療内科などの受診が必要となります。

　うつ病は再発しやすく，根気よく付き合っていく必要のある病気です。そして，最悪の状態として「自殺」があげられます。しかし，必ず治る病気でもあります。早期に発見し，じっくり対処していきましょう。

　一方で，周囲の同僚などがうつ病・うつ状態になった場合にも注意が必要です。そのような状況に気がついたら，よく話を聞いてあげたり，仕事の負荷などを減らせるように行動することも有効です。ただし，むやみに励ますことは厳禁です。本人は，頑張ろうとしているのに頑張れずに苦しんでいるのです。従って，「頑張れ」という言葉よりも，その人の訴えをよく聞いてあげるという行動が重要なのです。

［3］　職場でのハラスメントの問題

　【事例2】　B子さん。30歳，独身。外資系の会社に派遣社員として勤めています。社長はドイツ人で，数年で入れ替わります。100人規模の会社ですが，女性が多いのが特徴です。最近，隣の席に中途採用で正社員として3歳年上の女性が配置されました。最初のうちこそフレンドリーでしたが，年下の派遣社員であるB子さんの方が，仕事ができることが気に入らないようで，B子さんに対してきつい言葉をかけたり，あからさまにB子さんを無視するようになってきました。一方で，周囲の人たちには愛想よく振る舞い，親しい人の数を増やしています。そのうち，ストレスのせいか，B子さんの仕事上のミスが目立つようになりました。上司に相談して

▷3　事業場において労働者の健康管理等について指導・助言を行う医師のことです。一定の規模の事業場に対して選任の義務があります。

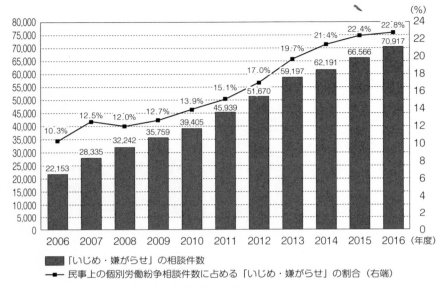

図 15‐3　都道府県労働局等への相談件数

出所：あかるい職場応援団ホームページ　ハラスメント基本情報　データで見るハラスメント．(https://www.no-harassment.mhlw.go.jp/foundation/statistics/) をもとに作成。

も，真剣に受けとめてくれません。社長も，業績を上げて本国に帰りたいようで，職場環境にはあまり関心がないようです。そのうちに，朝，出勤する時に吐き気や動悸が起こるようになり，出社できない日が出てきました。この先どうしたらよいのかわからず困っています。

　このような職場でのいじめは決して少なくはなく，しかも年々増えているようです（図 15‐3）。

　職場で発生しやすいいじめ，すなわちハラスメントには，セクシャルハラスメント（セクハラ），パワーハラスメント（パワハラ），マタニティーハラスメント（マタハラ）などがあります。一言でハラスメントと言っても，さまざまなパターンがあり，次のようなものがあげられます。

・身体的な攻撃
・精神的な攻撃

- 人間関係からの切り離し
- 過大な要求
- 過小な要求
- 個の侵害

　最近は，このような職場でのハラスメントが社会的問題として取り上げられることが多くなり，また会社の生産性も下がることから，さまざまな対策をとる企業も増えてきているようです（図15 - 4）。また，ハラスメントに関する法律もあります。たとえば，セクハラに対しては「男女雇用機会均等法第11条」において，「事業主は，職場において行われる性的な言動に対するその雇用する労働者の対応により当該労働者がその労働条件につき不利益を受け，又は当該性的な言動により当該労働者の就業環境が害されることのないよう，当該労働者からの相談に応じ，適切に対応するために必要な体制の整備その他の雇用管理上必要な措置を講じなければならない」とあるように，防止措置が事業主に義務づけられています。ハラスメントについて法律で決められていることを表15 - 2に示しました。

　しかし，残念ながら，このような対策が仮に取られていたとしても，ハラスメントの問題が簡単に解決できるわけではありません。では，どうしたらよいのでしょうか？　その対処法を考えてみましょう。まず，自分で解決できる問題なのかを検討します。自分が相手の方と直接お話しすることで解決できる場合もあります。それが困難であれば，まわりに相談できる上司や同僚がいる場合は，迷わず相談してみましょう。しかし，周囲の協力が得られないことが少なくはありません。そのような場合の手立てを以下にお示しします。

　①産業医がいる職場の場合，産業医もしくは（安全）衛生委員会に相談する。
　②労働組合が設置されている職場の場合，労働組合に相談する。
　③労働基準監督署総合労働相談コーナーに相談する。
　④「法テラス」，「みんなの人権110番」，「こころの耳」などの相談窓口に相談する。

女性の社会進出が進んだとしても，職場環境によっては，まだまだ女性の立

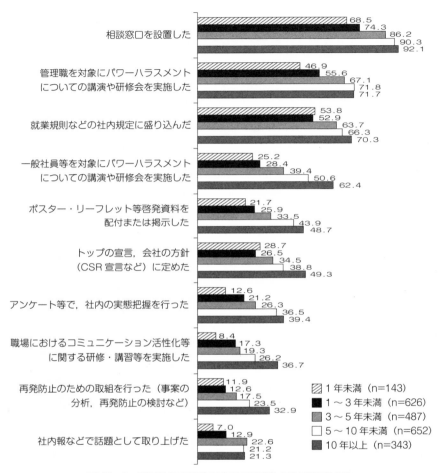

図15-4　パワハラの予防に向けて実施している取り組み

注：パワーハラスメントの予防・解決のための取組を実施している企業，単位％。
出所：東京海上日動リスクコンサルティング（2017）平成28年度　厚生労働省委託事業　職場のパワーハラスメント
　　　に関する実態調査報告書，をもとに作成。

場が弱い場合も少なくなく，ハラスメントの対象となりがちです。そのような
場合，ただ我慢するのでも，いたずらに抵抗するのでもなく，法律や社内規定
などを適切に使いながら，自らの立場を守っていくことが大切です。

表15-2　ハラスメントについて法律で決められていること

内　容	関係する法律
妊娠・出産を理由とする不利益取扱いの禁止	男女雇用機会均等法第9条第3講
育児休業・介護休業等を理由とする不利益取扱いの禁止	育児・介護休業法第10条等
上司・同僚からの妊娠・出産等に関する言動により妊娠・出産等をした女性労働者の就業環境を害することがないよう防止措置を講じること	男女雇用機会均等法第11条の2
上司・同僚からの育児・介護休業等に関する言動により育児・介護休業者等の就業環境を害することがないよう防止措置を講じること	育児・介護休業法第25条
職場において行われる性的な言動に対する労働者の対応により当該労働者が労働条件について不利益を受けたり，性的な言動により労働者の就業環境を害することがないよう防止措置を講じること	男女雇用機会均等法第11条

出所：厚生労働省（2017）職場におけるハラスメント対策マニュアル．をもとに作成。

4　職場での月経痛の問題

【事例3】　C子さん。35歳。看護師。20代の頃から月経痛がひどく，働くのが辛いのですが，看護師という職業柄，安易に休むことができません。職場も，ぎりぎりの人数の看護師で切り盛りしているので，ひとりが突然休んでしまうと周りに大きな迷惑をかけてしまいます。「生理休暇」のことは知っていますが，他の女性職員で取った人を見かけたことはなく，自分だけがわがままで取るように思われるのではないかと気になります。そのような理由から生理休暇を取りたいと思ってもなかなか申請する勇気が出ません。

　月経痛は個人差がありますが，症状が強い人は就業が困難になることも少なくありません。45歳未満の働く女性に対する調査において，「月経痛が重い」と回答した人は33.3％と，決して少なくはないとする研究報告もあります[4]。

　このような女性を救済するために，労働基準法では「生理休暇」を認めています（労働基準法第68条）。生理休暇とは「使用者は，生理日の就業が著しく困

▷4　下開千春（2008）働く女性の健康とストレスの要因．LifeDesign REPORT，1-2.

難な女性が休暇を請求したときは，その者を生理日に就業させてはならない」
とするものです。

　この法律のポイントは，まず「生理であることだけで休暇が取得可能ではな
いこと」にあります。生理休暇の制度は，就業困難者に対する救済措置であっ
て，生理があるだけでは請求することができません。また，日単位だけではな
く時間単位でも取得できます。そして，月経痛は個人差があるため，取得期間
の上限を設けることはできませんが，虚偽の申告を防止するために，有給とな
る期間の設定が可能であり，それを超えた場合は無給となることがあります。
従って，各事業所における就業規則を確認しておく必要があります。

　なお，生理休暇は法所定の女性労働者の権利であるので，仮に就業規則に書
かれていなくても，請求は可能であることも知っておく必要があります。

⑤　職場での受動喫煙の問題

【事例4】D子さん。45歳。保険会社の事務員。会社の中には分煙コーナーがあり
ますが，建物の構造上，完全に分離されている訳ではないので，煙が漏れてきます。
外回りの営業の社員には煙草を喫う人が多く，外から帰ってくると分煙コーナーで
しきりに煙草を喫っています。外から疲れて帰ってくる同僚を思うと文句も言えま
せん。煙草の煙だけではなく，臭いも気になります。特に，喫煙直後の人とエレ
ベーターで一緒になると臭いがきつくて耐えられません。最近は，目の痛みやのど
の痛みも出てきましたし，朝，出勤するのも気が重くなってきました。今後，この
ままこの職場で働いていけるのか心配です。

　受動喫煙（第13章も参照）とは，他人の喫った煙草の煙を意に反して吸入し
てしまうことです。煙草の煙とは，煙草の先端から直接出ている「副流煙」と
喫煙者が排出する「呼出煙」とがあります。特に「副流煙」には70種類もの発
がん物質が含まれているとされ，日本人の受動喫煙による肺がんの発症リスク
は，喫煙も受動喫煙もない人の約1.3倍になるという研究報告もあります。[45]受

▷5　Hori, M. et al. (2016) Secondhand smoke exposure and risk of lung cancer in Japan: a ↗

動喫煙環境は，IARC の分類でグループ1となっています。

　2018年7月に健康増進法の一部を改正する法律が成立し，2020年4月1日より全面施行されることが決まっています。以下にその要点を示します。

①敷地内禁煙

②原則屋内禁煙

③喫煙可能な場所である旨を掲示することにより，店内で喫煙可能

④喫煙を行う場合は周囲の状況に配慮

　この法律改正により，原則屋内禁煙となりますし，屋内に喫煙専用室を設けたとしても条件がかなり厳しく設定されているので，D子さんのような被害を受ける人はいなくなるはずです。また，職場環境中の煙草の臭いについては，喫煙者自身が意識して対策することも必要です。煙草の臭い成分は水溶性ですので，ウェットティッシュなどで服についた臭いを拭き取ったり，手洗いなどの行為も効果的です。最近では，煙草の臭い専用の消臭剤や消臭スプレーが市販されていますので，これらを適切に使用することで臭い対策が可能になります。

6　職場での妊娠・出産・子育ての問題

　【事例5】E子さん。38歳。夫と共稼ぎです。25歳で結婚したのですが，なかなか妊娠せず，やっと待望の子どもを授かりました。仕事は順調で課長の地位についています。仕事にはやりがいを感じていますし，定年になるまで今の会社で頑張っていきたいと望んでいます。しかし，夫も同様に現在の仕事に生きがいを感じ，順調に仕事をこなしています。これから出産に向けてこのまま仕事を続けられるのか，

systematic review and meta-analysis of epidemiologic studies. *Jpn. J. Clin. Oncol,* **46**, 942-951.
▷6　国際がん研究機関（International Agency for Research on Cancer）のことです。世界保健機関（WHO）の一機関です。発がん状況のモニター，発がん原因の特定，発がんメカニズムの解明，がん予防のための科学的戦略などを目的とした研究活動をしています。IARC では，人に対する発がん性に関する物質・環境などの要因を評価し，5段階に分類していて，グループ1は，「ヒトに対する発がん性がある」という評価になります。
▷7　厚生労働省ホームページ　なくそう！　望まない受動喫煙. (https://jyudokitsuen.mhlw.go.jp/)

もし続けられなかったら，これまで積み上げてきたキャリアをすべて断念しないといけないのか，不安でたまりません。夫に相談しても，他人事のように「なるようになる」としか言わず，真剣に向き合ってくれません。こんな夫に不満を感じるようにもなりました。

　多くの働く女性が妊娠・出産・子育てに関して，【事例5】のような悩みを抱えていることと思います。少子高齢化の現代では，少しでもこのような女性の助けとなるような社会的環境が必要となります。

　妊娠・出産・育児期間（原則1歳未満の子を育てる期間）中に取得できる休業には，以下の3種類があります。[8]

- 産前休業：出産日以前42日間（双子以上の場合は98日間）
- 産後休業：出産翌日から56日間
- 育児休業：産後休業〜子どもが1歳になる誕生日の前日まで[9]

　生き甲斐をもって仕事に打ち込むことも，子どもをもうけて夫婦で愛情を注ぎ育てていくこともどちらも大切なことです。どちらかを諦めるというのではなく，出産・育児に関する法律や社内のルールをうまく使い，豊かな人生を築き上げていきましょう。また，出産・育児の問題は夫婦の問題ですから，正面から向き合ってもらえなくても，根気よく夫とコミュニケーションを取って，夫婦2人の問題と捉えていくことも重要です。

（学びを深めるためにおすすめの本）

布施直春（2018）労基法等，最新労働法の改正と実務対応．経営書院．

　「働き方改革関連法」成立に伴い改正された，労働基準法等の法律を中心として，企業の経営者や管理監督者はもちろん，そこで働く労働者も知っておくべき法律をわかりやすく説明しています。とくに，第3部は「女性活躍推進法の実務」として，女性が知っておくべき法律をまとめて紹介しています。

▷8　厚生労働省ホームページ　妊娠・出産をサポートする女性にやさしい職場づくりナビ．（https://www.bosei-navi.mhlw.go.jp/），厚生労働省（2017）育児・介護休業法における制度の概要．

▷9　子が1歳以降，保育所等に入れないなど一定の要件を満たす場合は，最長で子が2歳になるまで延長をすることが可能です。

**樋口ユミ（2019）パワハラ管理職　指導できない管理職　人事が直面する職場トラ
ブル──ハラスメント個別対応実例集．第一法規．**

　　企業におけるさまざまなハラスメントをわかりやすく解説しています。さらに，多くの事
例を対話形式で紹介し，その解決法とそれに至る考え方を丁寧に説明しています。

21世紀職業財団（2018）女性労働の分析2017年．21世紀職業財団．

　　21世紀職業財団が，厚生労働省が取りまとめた「働く女性の実情」に加え，女性労働に関
する最新の裁判を含めた事例を収録して毎年出版しているものです。現状が数字や事例で見
て取れるので，女性の職場での問題と実情を理解する上で最適の書物です。

索　引

《執筆者紹介（執筆順，担当章）》

平野　雄（ひらの　たけし）はじめに，第5章，第9章，第12章，第15章
　　現　在　鎌倉女子大学家政学部　教授
　　主　著　『Q&A 運動と遺伝』（共著）大修館書店，2001年

小國美也子（おぐに　みやこ）第1章，第2章，第4章，第7章
　　現　在　鎌倉女子大学児童学部　教授
　　主　著　『子どもの保健──健康と安全』（共著）日本小児医事出版社，2018年
　　　　　　『子ども心理学の現在』（共著）北樹出版，2012年

近藤奈々絵（こんどう　ななえ）第3章，第6章，第10章，第11章，第13章
　　現　在　鎌倉女子大学家政学部　准教授

木下博勝（きのした　ひろかつ）第8章，第14章
　　現　在　鎌倉女子大学学術研究所　教授

ライフサイクルでみる女性の保健と健康
——充実した人生を過ごしていくために——

2020年3月30日　初版第1刷発行　　　　　　〈検印省略〉

定価はカバーに
表示しています

		小	國	美	也	子
著　者		木	下	博		勝
		近	藤	奈	々	絵
		平	野			雄
発 行 者		杉	田	啓		三
印 刷 者		坂	本	喜		杏

発行所　株式会社　ミネルヴァ書房
607-8494　京都市山科区日ノ岡堤谷町1
電話代表　(075)581-5191
振替口座　01020-0-8076

ISBN 978-4-623-08797-6
Printed in Japan